Prim. Univ.-Doz. Dr. med. Klaus Engelke
Mag. Michael Hlatky

Nacken- & Schulterschmerzen

Was wirklich hilft

VdÄ VERLAGSHAUS DER ÄRZTE

Impressum

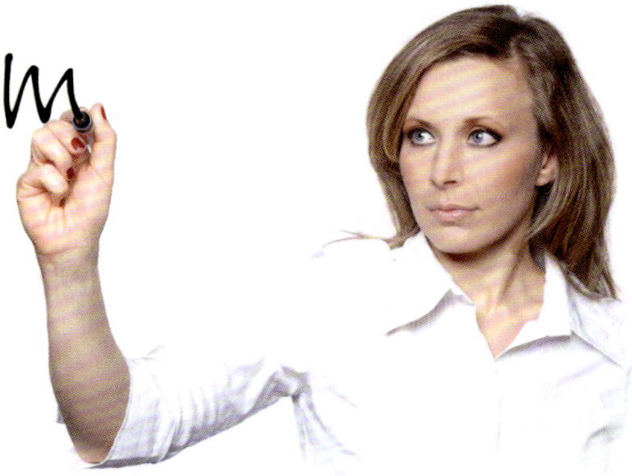

Nibelungengasse 13
A-1010 Wien

www.aerzteverlagshaus.at

1. Auflage 2016

ISBN 978-3-99052-139-7

Umschlag & Satz: Grafikbüro Lisa Hahsler, 2232 Deutsch-Wagram
Umschlagfoto: www.fotolia.com (Yanik Chauvin)
Projektbetreuung: Hagen Schaub
Druck & Bindung: Pátria Nyomda Zrt., 1117 Budapest

Printed in Hungary

Aus Gründen der leichteren Lesbarkeit – vor allem in Hinblick auf die Vermeidung einer ausufernden Verwendung von Pronomen – haben wir uns dazu entschlossen, alle geschlechtsbezogenen Wörter nur in eingeschlechtlicher Form – der deutschen Sprache gemäß zumeist die männliche – zu verwenden. Selbstredend gelten alle Bezeichnungen gleichwertig für Frauen.

Engelke | Hlatky

Nacken- & Schulterschmerzen

Vorwort

Fast jeder ist im Laufe seines Lebens von schmerzhaften Schulterbeschwerden in unterschiedlichster Art und im individuellen Ausmaß betroffen. So vielfältig die Ursachen dieser Beschwerden sind – von Abnutzungen über Sturzverletzungen bis zu entzündlichen Gelenkserkrankungen –, so verschieden sind die Behandlungsansätze, um diese lästigen Bewegungseinschränkungen und Schmerzen wieder loszuwerden.

Der vorliegende Ratgeber gibt Ihnen als Betroffenen einen kurzen Überblick über die Funktionsweise des Schultergelenkes, die anatomischen Voraussetzungen des Schultergelenkes als Kugelgelenk ohne große muskuläre Stützen. Wobei wir uns nicht nur auf das Schultergelenk als ein isoliertes Gelenk beschränkt haben, vielmehr ist der gesamte Schultergürtel bis zum Nacken und zur Wirbelsäule von Verspannungen, Abnutzungen und Bewegungseinschränkungen betroffen; sehr oft strahlen die Schmerzen in ganz andere Regionen aus, die ursächlich von Abnutzungen, Verletzungen und Verspannungen gar nicht befallen sind.

Die wichtigsten Erkrankungen der Schulter werden kurz behandelt. In einem ausführlichen Teil bieten wir Ihnen Aufbauübungen nach Verletzungen oder Operationen bzw. kräftigende allgemeine Übungen, die sehr leicht im Alltag eingebaut werden können. Als Grundsatz – nicht nur bei Schulterbeschwerden – gilt immer: Vorbeugen ist besser als Heilen. Und selbst wenn schon Beschwerden auftreten, lassen sich diese durch physiotherapeutische Maßnahmen und gezielte Übungen oftmals lindern und zum Verschwinden bringen. Die letzte Maßnahme sollte immer die Operation sein, wenn konservativ-orthopädische Anwendungen keinen Erfolg zeitigen und die Schmerzen zu einer Dauerbelastung werden, die die Lebensqualität massiv beeinträchtigen. Bei der anschließenden Rehabilitation werden Übungen gezielt eingesetzt, um die operierte Schulter wieder zu mobilisieren und eine weitgehend schmerzfreie Bewegung zu ermöglichen. Bei einigen Übungen haben wir im Text darauf hingewiesen, dass Sie am Beginn diese mit Ihrem Arzt abklären sollten, da spezielle Bewegungen je nach dem Stand Ihrer Erkrankung das Beschwerdebild auch verschlechtern können.

Aber wie bei so vielem im Leben gilt es, die therapeutischen Übungen regelmäßig durchzuführen. Ganz nach dem Motto: „Einmal ist keinmal."

Wir wünschen Ihnen einen guten Erfolg mit den Bewegungsübungen und hoffen, einen Beitrag zu mehr Lebensqualität im Alltag geleistet zu haben.

Die Autoren

Frohnleiten, Vasoldsberg
im Sommer 2016

Etwas auf die leichte Schulter nehmen

Welche Last ruht auf meinen Schultern?

Wer hat mir den Kopf verdreht?

Was sitzt mir im Nacken?

Inhalt

Kapitel 1

Anatomie des oberen Stütz- und Bewegungsapparates in Schulter und Nacken

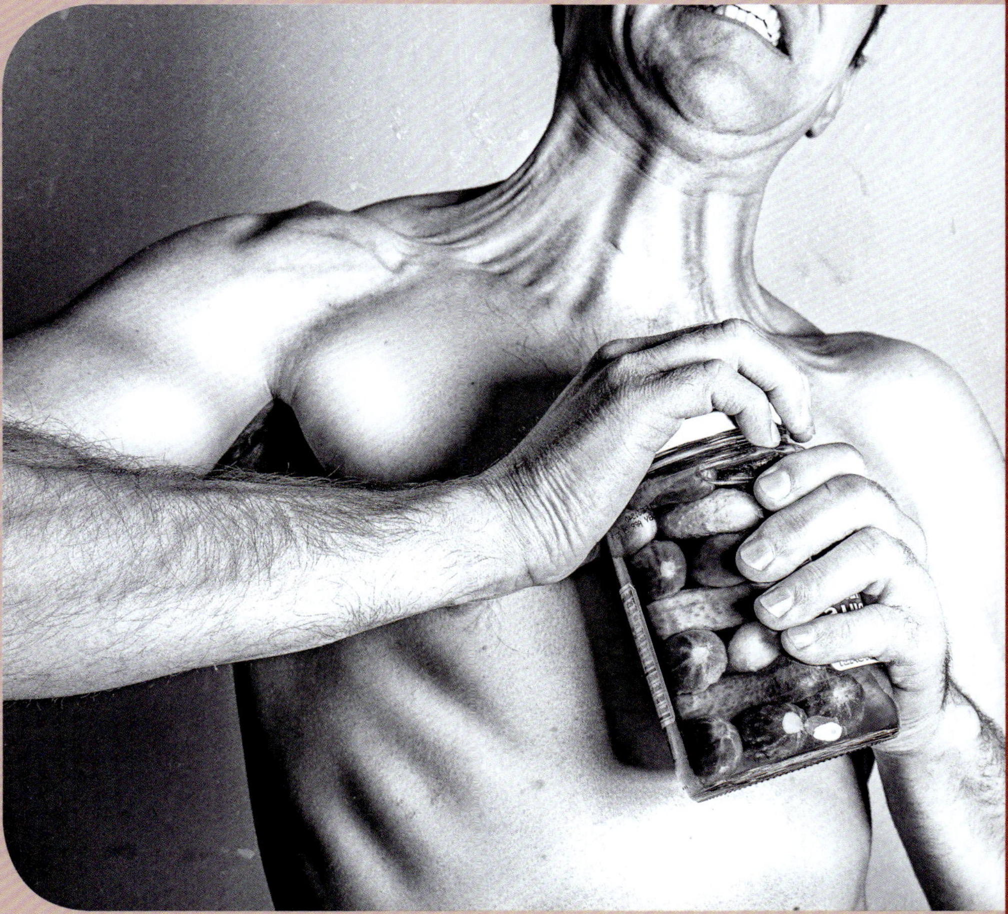

Das Schultergelenk

Bei der Betrachtung der Schulter muss unterschieden werden zwischen dem reinen Schultergelenk und dem gesamten Schultergürtel. An der Bildung des Schultergelenkes sind zwei Kochen beteiligt:

- das Schulterblatt mit der Schultergelenkspfanne und
- der Oberarm mit dem Schultergelenkskopf.

Bei diesem Gelenk handelt es sich um ein Kugelgelenk. Das Besondere dabei ist, im Gegensatz zu den übrigen Kugelgelenken des menschlichen Körpers, und hier vor allem dem Hüftgelenk mit den stärksten Körperbändern als Sicherungsstrukturen, dass das Schultergelenk von keinen Bandstrukturen umfasst und unterstützt wird.

Anatomie des Schultergelenks

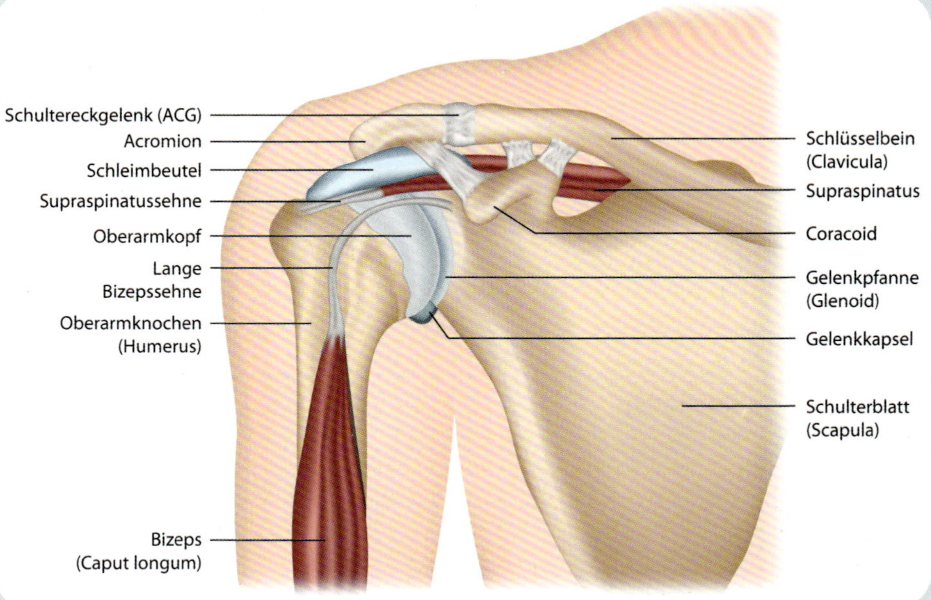

Ein Bandapparat allerdings hätte ganz grundsätzlich die Aufgabe, das Gelenk während des gesamten Bewegungsvorganges dahingegen zu sichern, dass der physiologische Bewegungsrahmen nicht überschritten werden kann und das Gelenk somit vor Überlastungen bzw. Luxationen (Verrenkungen) gesichert wird. Die Bänder haben auch eine Fülle von Rezeptoren (reizaufnehmende Zellen), und zwar vorwiegend Spannungsrezeptoren. Durch diese in den Bändern liegenden „Teile von Sinnesorganen“ entstehen zusätzlich mit den anderen Rezeptoren, wie z.B. in den Sehnen und Kapseln, sogenannte Rezeptorenmuster, die in das Gehirn weitergeleitet werden und zu einer zentralen Reaktivität führen. Diese zentrale Reaktivität bewirkt eine andauernde Korrektur und Verbesserung der muskulären Feinabstimmung während der Bewegung. Diese Rezeptorenaktivität mit der dadurch ausgelösten zentralen Reaktivität ist während eines Bewegungsvorganges ein kontinuierlich im Millisekundenbereich entstehender und ablaufender Prozess, der dafür sorgt, dass während der Bewegung eine ständige Anpassung der Muskelaktivität hinsichtlich einer Verbesserung des Bewegungsvorganges und des ökonomischen Krafteinsatzes der beteiligten Muskulatur erfolgt. Das geschieht, um die beteiligten Strukturen mit möglichst geringer Belastung an dieser Bewegung zu beteiligen und den Schulterbereich vor einer Überlastung oder einem Strukturschaden zu schützen. Das Besondere an der Rezeptorenaktivität eines Bandapparates ist, dass die Intensität der Rezeptorenaktivität extrem ansteigt, wenn die Grenzbereiche der physiologischen Beweglichkeit erreicht werden, während andere Rezeptoren umso aktiver sind, wenn das Gelenk in der sogenannten physiologischen Mittelstellung liegt, also weit entfernt von kritischen Stellungen im Grenzbereich des zulässigen Bewegungsumfanges.

Da das Schultergelenk – wie beschrieben – keinen Bandapparat hat und somit keine Rezeptorenaktivität aus einem sichernden Bandapparat entwickeln kann, eben weil es von keinem Bandapparat gesichert wird, ergeben sich aber nicht nur Nachteile, sondern auch gewisse Vorteile. Der größte Vorteil ist das **außergewöhnliche Ausmaß an Beweglichkeit, welche das Schultergelenk zulässt**. Die Nachteile sind – wie oben beschrieben – die nicht vorhandenen Sicherungsstrukturen und fehlenden Rezeptorenaktivitäten mit den Gefahren einer Gelenksüberlastung bis hin zu Strukturschäden und Luxationen.

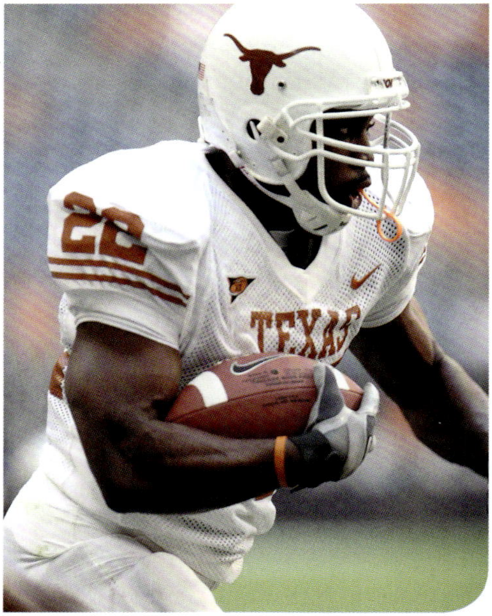

Aus der Entwicklungsgeschichte des menschlichen Körpers ist es durchaus erklärbar, wie es zu dieser Konfiguration gekommen ist. Das Schultergelenk hat sich seit der Aufrichtung des Menschen vom Vierfüßer zu einem Zweifüßer **von einem tragenden Gelenk** zu einem Gelenk entwickelt, dessen Funktion in Zusammenarbeit mit den hochspezialisierten Händen und Fingern zunehmend an einer **Erweiterung der Beweglichkeit** im Sinne einer Stabilisierung der beteiligten Strukturen gelegen ist.

Schultergelenk ist aber bei weitem nicht gleich Schultergelenk. Bei der Betrachtung von Röntgenbildern gibt es unzählige Varianten von Schultergelenkskonfigurationen mit deutlichen Unterschieden zwischen den einzelnen Individuen. Es fällt aber immer auf, dass das Verhältnis von Schultergelenkskopfgröße und Gelenkspfannengröße sehr unterschiedlich ist. Die Pfanne besteht aus einer sehr kleinen und der Gelenkskopf aus einer sehr großen Kontaktfläche.

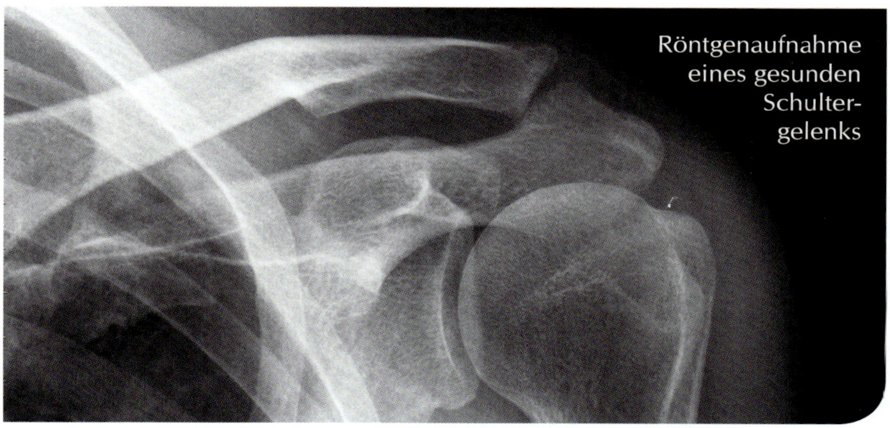

Röntgenaufnahme eines gesunden Schultergelenks

Um diese Größenunterschiede etwas abzuschwächen, ist der Pfannenrand von einer knorpeligen Lippe umgeben, die eben diese Kontaktfläche zwischen Gelenkskopf und Gelenkpfanne vergrößert und dabei helfen soll, Luxationen zu verhindern, bei denen der Gelenkskopf aus der Gelenkspfanne „springt".

Dennoch bleibt dieser Größenunterschied zwischen Pfannenkontaktfläche und Kopfkontaktfläche eine der zwei größten Schwachstellen des Schultergelenkes.

Der Schultergürtel

Der Schultergürtel wird von drei Kochen gebildet:

- dem Schulterblatt,
- dem Schlüsselbein und
- dem Oberarm.

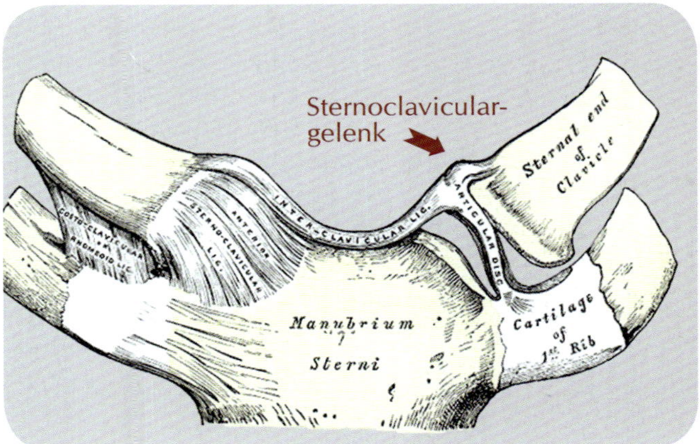

Die einzige gelenkige Anbindung des Schultergürtels an den Rumpf erfolgt dabei jedoch nur über den zartesten Knochen des Schultergürtels, nämlich das Schlüsselbein – und zwar in Verbindung mit einem sehr kleinen Gelenk (Sternoclaviculargelenk). Diese Verbindung über ein Gelenk liegt zwischen dem Schlüsselbein und dem Brustbein in der Höhe der dritten Rippe. Im Gegensatz zum Schultergelenk ist dieses ein sehr straffes Gelenk, das vorwiegend durch Bänder gesichert und als Besonderheit mit einem knorpeligen Ring (Discus interarticularis) versehen ist, um die auftretenden Belastungen wie Zug und Druck besser verarbeiten zu können.

Mit dem Schulterblatt ist das Schlüsselbein über das Schulterdach gelenkig verbunden (Acromioclaviculargelenk). Das Schulterblatt wiederum gleitet am Rücken über den Rippen in einer muskulären Gleitschicht, ohne eine echte stabile Gelenksverbindung zu haben. Die Bewegungen des Schultergürtels müssen also zwischen dem Schultergelenk, dem Schlüsselbeingelenk und der Gleitfunktion des Schulterblattes am hinteren Brustkorb synchronisiert werden. An diesem Synchronisationsvorgang sind insgesamt 17 Muskeln beteiligt, die nur im Sinne einer optimalen intermuskulären Koordination die Bewegungsaufgaben, die Gelenksbelastungen und den sichernden Schutz des Schultergelenkes vor Luxationen gewährleisten können.

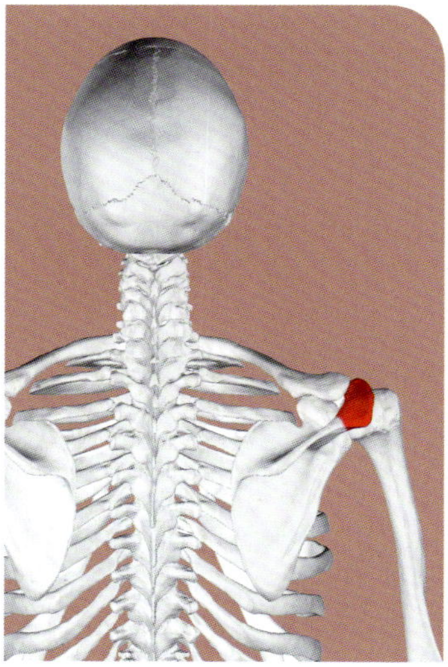

Das Schulterblatt bildet zudem über dem Schultergelenk das sogenannte Schulterdach (Acromion), das den Raum über dem Gelenkskopf begrenzt. Da der Gelenkskopf des Schultergelenkes komplett mit Sehnen, der sogenannten Rotatorenmanschette, überzogen ist, kommt es vor allem beim Abspreizen des Oberarmes (Überkopfbewegungen) und bei Streckungen im Schultergelenk zu mechanischen Irritationen diesen Sehnenspiegels, (Impingement genannt), das dann zu Veränderungen der muskulären Ansteuerung und auch zu Verletzungen dieser Rotatorenmanschette, bis hin zum kompletten Reißen des Sehnenspiegels, führen kann.

Diese **Enge unterhalb des Schulterdaches (Impingement) bildet die zweite große Schwachstelle im Bereich des Schultergürtels** und ist eine Ursache vieler schmerzhafter Beschwerden im Schulterbereich.

Schultergürtel und Halswirbelsäule

Sehr viele Muskelgruppen, die für die Stabilisierung und Bewegung des Schultergürtels verantwortlich sind, haben ihren Ursprung und

Ausgangspunkt an der Halswirbelsäule. Da der Schultergürtel und das Schultergelenk aber fast ausschließlich durch Muskulatur bewegt und gesichert werden, kommt es daher häufig zu kombinierten Beschwerdebildern, die als Ursache sowohl auf die Halswirbelsäule als auch auf den Schultergürtel hindeuten können.

Die Halswirbelsäule besteht im Vergleich zur Lenden- und Brustwirbelsäule aus filigranen Knochenstrukturen, die einem Großteil der muskulären Strukturen des Schultergürtels als Widerlager dienen. Wenn man bedenkt, welche Kräfte an diesen muskulären Widerlagern, an diesen kleinen Strukturen auftreten, grenzt es fast an ein Wunder, dass viele Bewegungsvorgänge des Schultergürtels wie das Heben, Ziehen, Werfen, Schleudern und Überkopfarbeiten nicht viel öfter zu Strukturschä-

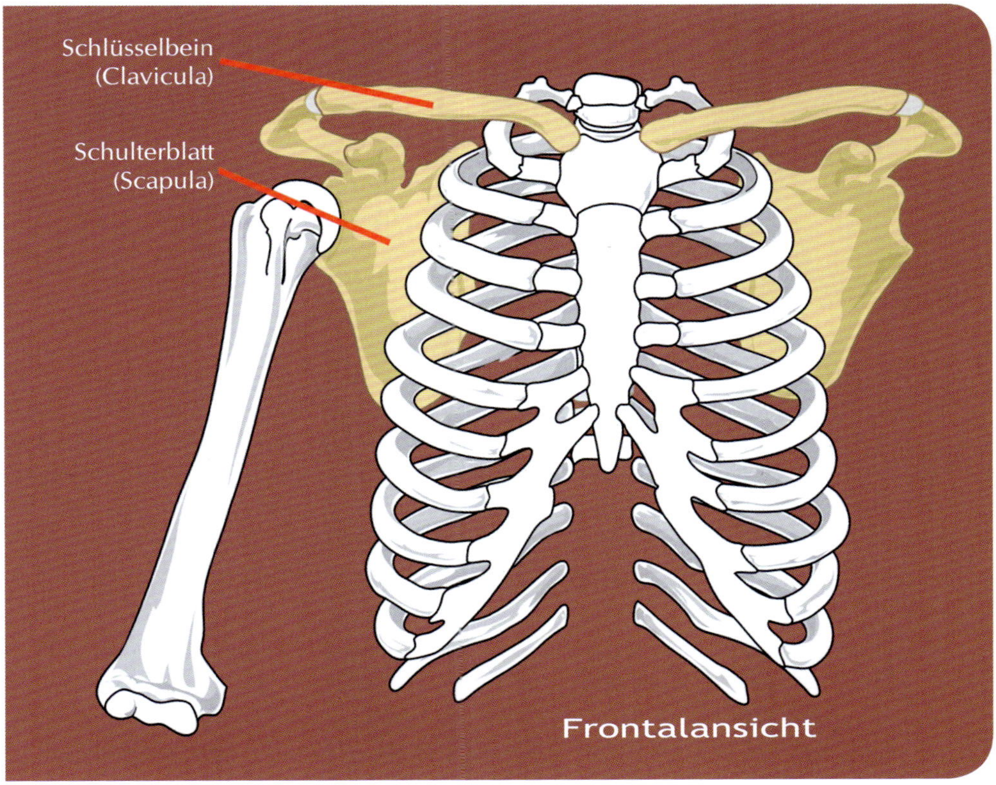

den und schmerzhaften Beschwerden führen. Wenn aber die Halswirbelsäule selbst schon stärkere Veränderungen beispielsweise im Sinne von Abnutzungen wie Arthrosen an den Zwischenwirbelgelenken oder den Bandscheiben aufweist, kann vor allem bei länger bestehenden Beschwerden eine Differenzierung der Schmerzursache oft nicht mehr nur alleine durch eine klassische klinische oder einfache radiologische Diagnostik (gezielte Röntgenaufnahmen und/oder eine Ultraschalluntersuchung) abgeklärt werden, sondern nur durch aufwendigere Diagnoseverfahren wie Magnetresonanz (MR) oder Computertomografie-Röntgen (CT) identifiziert werden. Aus eben diesen genannten Gründen ist es immer besser, frühzeitig bei Beschwerden im Schulterbereich eine umfassende Diagnose durchführen zu lassen.

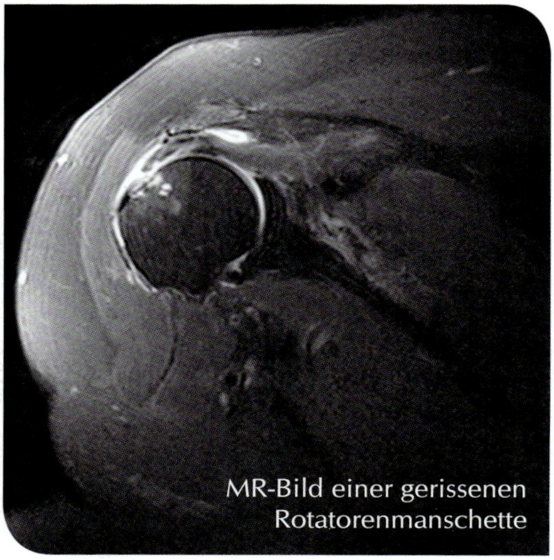
MR-Bild einer gerissenen Rotatorenmanschette

Bei einer Veränderung der Biomechanik des Schultergelenkes, beispielsweise bei einem Hochstand des Schultergelenkskopfes in der Gelenkspfanne, muss noch gar kein Strukturschaden des beteiligten Gewebes vorliegen, sondern es kann auch nur eine funktionelle Reaktion auf eine Überlastung bestehen. Die Folgen dieser funktionellen Reaktion können aber auf Dauer, und das heißt schon nach relativ kurzer Zeit, schmerzhafte Reize, ausstrahlend aus der Halswirbelsäule und/oder den Strukturen des Schultergürtels und des Schultergelenkes, auslösen. Diese können dann wieder an der Halswirbelsäule und an der Schulter zu Stellungs- und Funktionsveränderungen führen, die dann neuerlich das Beschwerdebild nachhaltig verändern.

Vor diesem Hintergrund bekommt das **präventive Bewegen** dieser Körperregion einen besonderen Stellenwert, besonders dann, wenn sie häufig einseitig oder mit monotonen Bewegungsabläufen belastet wird. Das gilt sowohl für das Schultergelenk als auch den Schultergürtel und besonders für diesen Abschnitt der oberen Wirbelsäule.

Kapitel 2

Ursachen und Ausprägungen von Schulterschmerzen

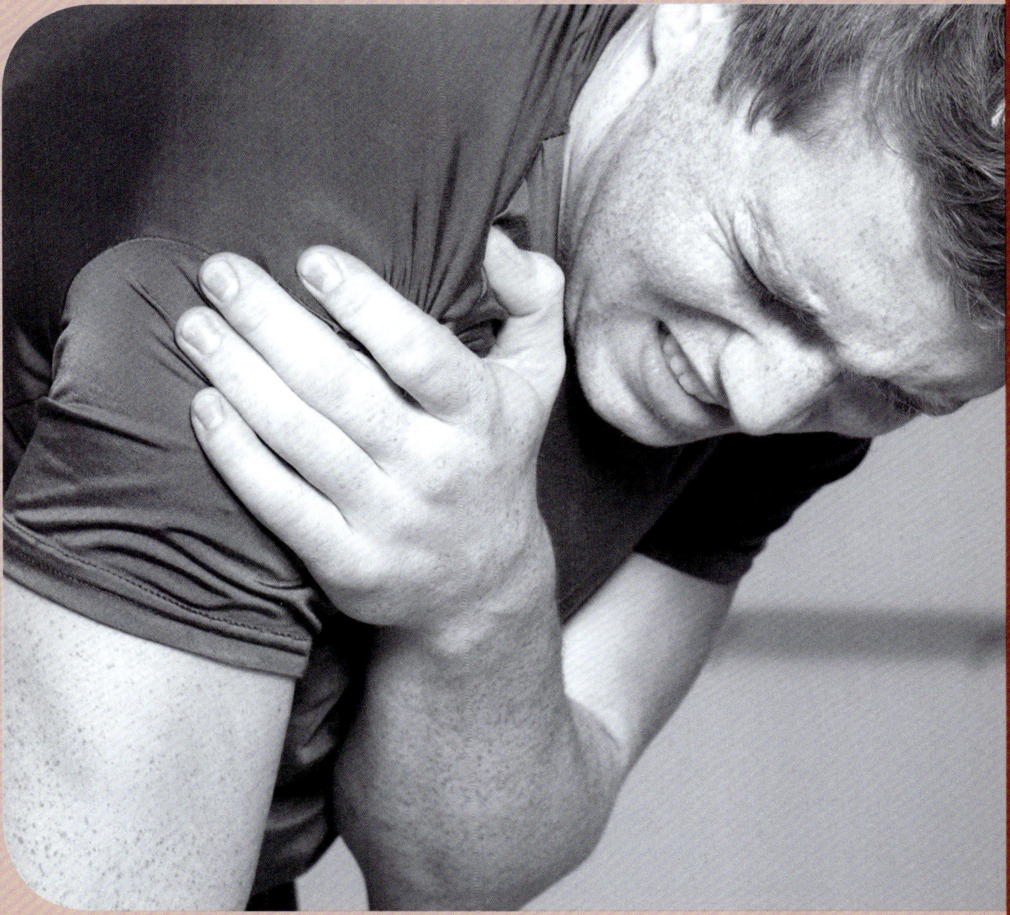

Was sind die Ursachen von Schulterschmerzen?

Schulterbeschwerden können so vielfältig sein wie die zur Verfügung stehenden therapeutischen Techniken, um diese wieder zu beseitigen. Allgemeingültige Aussagen sind daher schwer zu treffen, und alle Schmerzen im Schulterbereich bedürfen einer genauen Abklärung durch den Arzt und im Speziellen des Facharztes, unterstützt durch bildgebende Verfahren.

Die häufigsten Auslöser von Schulterbeschwerden

- Eine Abnutzung des Schultergelenks (Omarthrose), altersbedingt oder durch Überbelastung
- Ein Impingementsyndrom (das Engpasssyndrom – nicht alle Weichteile haben unter dem Schulterdach genügend Platz und können dadurch Schmerzen verursachen)
- Eine Entzündung des Schultergelenkskapsel („Frozen Shoulder" oder „Steife Schulter" genannt)
- Strukturverluste durch chronische Entzündungen (Rheuma)
- Eine Verletzung der Rotatorenmanschette (Einriss oder Ausriss der Sehnen in den Sehnenansätzen)
- Eine Schleimbeutelentzündung vor allem unterhalb des Schulterdaches
- Verspannungen, bedingt durch Fehlbelastungen oder einseitige Fehlhaltungen
- Verletzungen mit Beteiligung von Knochen oder Knorpeln nach Unfällen oder Stürzen
- Schulterluxation (eine Auskegelung des Gelenkskopfes aus der Gelenkspfanne)
- Isolierte Knorpelschäden nach Sportverletzungen
- Brüche, Prellungen und Blutergüsse nach Stürzen

Wo treten Schulterschmerzen auf und wie äußern sie sich?

Grundsätzlich lassen sich Schulterschmerzen in drei Ursachengruppen einteilen:

- funktionelle Ursachen ohne Strukturschäden,
- weichteilbedingte Ursachen mit unterschiedlich ausgeprägten Strukturdefekten,
- Ursachen aufgrund von knorpeligen oder knöchernen Strukturveränderungen.

Am häufigsten treten Beschwerden auf, die durch Fehlbelastungen oder einseitige Überlastungen entstehen. Dabei reagieren die beteiligten Strukturen auf Überbelastungen mit entsprechenden funktionellen Änderungen, die beispielsweise zu einer Dezentrierung des Oberarmgelenkskopfes in der Pfanne führen können. Das stellt sich dann im Röntgenbild als Oberarmkopfhochstand dar. Die Ursache dafür ist das Verlassen des muskulären Gleichgleichgewichtes zwischen der Muskelgruppe, die den Gelenkskopf hinauf und der Muskelgruppe, die ihn wieder hinunterzieht. Das wiederum führt zu einer Engerstellung unter dem Schulterdach, wodurch der Sehnenspiegel (die Rotatorenmanschette) einer deutlich höheren mechanischen Belastung ausgesetzt wird mit der großen Gefahr, dass die beteiligten Sehnen kleine Defekte (Einrisse bis hin zu Abrissen) bekommen. Diese durch die Veränderung der Ge-

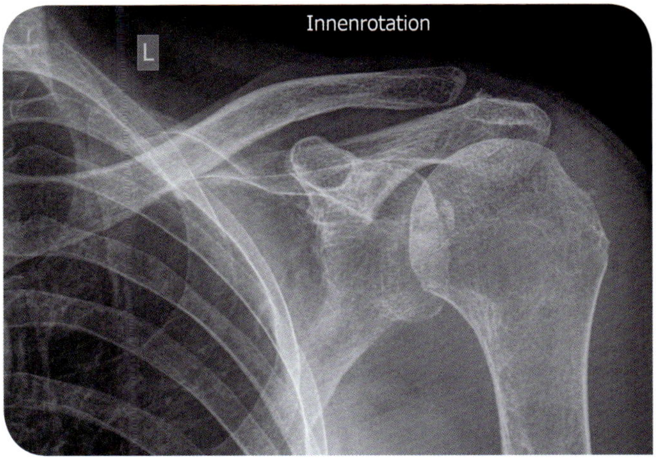

lenkskopfstellung hervorgerufene Strukturgefährdung allein kann schon zu deutlich spürbaren Ruhe- und Bewegungsschmerzen führen. Deswegen ist es besonders wichtig, bereits in diesem frühen Stadium die funktionelle Ursache zu diagnostizieren, um strukturerhaltend mit konservativen Therapiekonzepten, wie therapeutische Übungen, eine Physiotherapie oder Einzelheilgymnastik, eine mögliche Heilung durchzuführen.

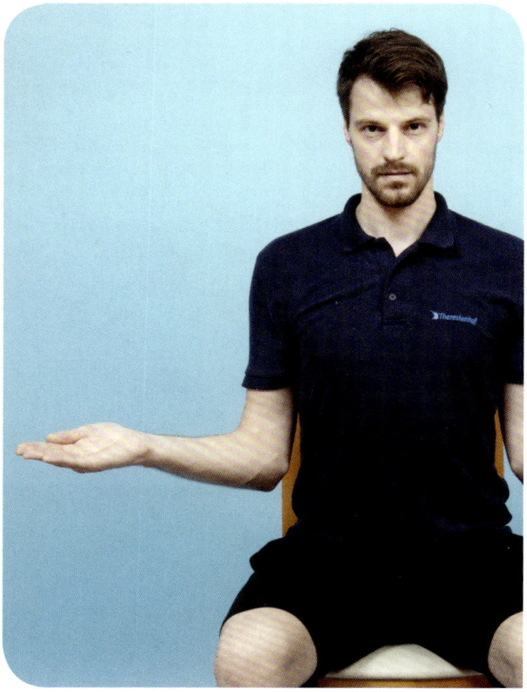

Schon an diesem Beispiel ist klar ersichtlich, wie komplex das System des Schultergürtels und Schultergelenkes auf negative Einwirkungen reagiert und aus den folgenden eigenen Reaktionen eine weitere, deutlich verschärfte Gefährdung von beteiligten Strukturen nach sich zieht. Deswegen sind ein **möglichst frühes therapeutisches Gegensteuern und eine kontinuierliche Vorbeugung (Prävention)** mit geeigneten Bewegungsübungen die beste Antwort auf die ersten auftretenden Beschwerden im Schulter- und Nackenbereich.

Die häufigsten Strukturdefekte, die zu Beschwerden führen, sind Weichteildefekte – und hier liegen wiederum die Strukturschäden (zumeist kleine Einrisse oder Abrisse der Sehnen) im Bereich des Sehnenspiegels um den Schultergelenkskopf (Rotatorenmanschette) an erster Stelle. Dazu kommen noch Veränderungen, die im Bereich von Schleimbeuteln und der Schultergelenkskapsel liegen. Alle diese Defekte sorgen für eine teils schmerzhafte, teils funktionelle Einschränkung der Beweglichkeit des Schultergelenkes und eine Veränderung der intermuskulären Koordination. Die Bewegungen sind dabei eingeschränkt, können nicht mehr rund ausgeführt werden und sind zunehmend mit Schmerzen verbunden.

Nicht zuletzt dadurch kann es zu Ersatzbewegungen und Fehlhaltungen (Schonhaltungen) kommen, die sich wiederum negativ auf die Halswirbelsäule und die obere Brustwirbelsäule auswirken. Diese Auswirkungen führen nicht selten zu komplexen klinischen Beschwerdebildern, die die Entdeckung der ursächlichen Veränderungen zusätzlich erschweren können.

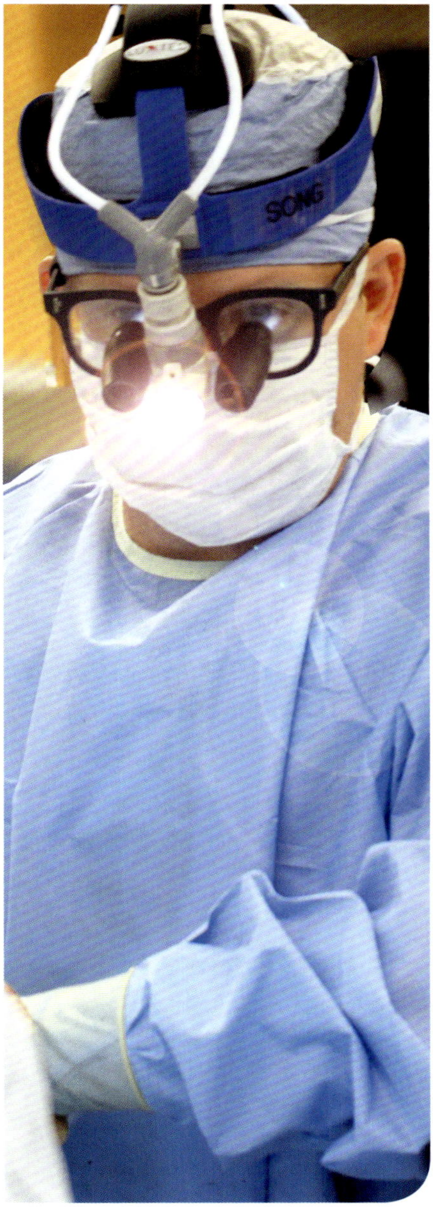

Ob die Defekte im Bereich des Sehnenspiegels chirurgisch beispielsweise mit einer Naht versorgt werden sollten oder konservativ-medizinisch behandelt werden, hängt entscheidend von mehreren Faktoren ab, die im Einzelfall genau indiziert werden müssen. Gerade bei den chirurgischen Versorgungen spielen die Funktionseinschränkungen und das Alter des Patienten eine entscheidende Rolle. Je höher das Lebensalter ist, desto höher ist auch die Wahrscheinlichkeit des Wiederauftretens eines Risses der Sehnen. Das bedeutet, dass die chirurgische Naht nicht immer hält – und das, obwohl sich die technologischen Möglichkeiten der chirurgischen Versorgung in letzter Zeit wesentlich weiterentwickelt und verbessert haben. Die Ursache für einen Fehlschlag des chirurgischen Eingriffs liegt in erster Linie an den generellen alters- und verschleißbedingten Veränderungen des Sehnengewebes der Rotatorenmanschette.

Grundsätzlich wird ein Weichteildefekt mit ganz wenigen Ausnahmen zuerst mit einer wirkungsvollen Schmerztherapie (Tabletten und Injektionen) in Kombination mit einer qualifizierten Physiotherapie behandelt, und die meisten Beschwerden lassen sich durch dieses Behandlungskonzept entscheidend und erfolgreich therapieren.

Mit der **Schulterarthroskopie** steht heute ein minimal-invasives chirurgisches Verfahren zur Verfügung, das wesentlich schonender ist und unter Umständen auch ein effektiveres Ergebnis erzielt als die klassischen offenen Operationsverfahren. Allerdings gilt es auch hier, durch einen mit dieser Technik vertrauten Chirurgen, der die jeweils richtige Indikation stellt, von Patient zu Patient individuell zu entscheiden, welche letztlich eingesetzt wird.

Bei Vorliegen von knöchernen oder knorpeligen Defekten hängt es von der Art und dem Umfang der Zerstörungen an den Knorpeln ab, ob eine operative Intervention die zielführende Therapie ist, oder ob konservative Maßnahmen ebenso möglich sind, welche die gleichen Ergebnisse erzielen wie ein chirurgisches Vorgehen. Hier sei als Beispiel ein häufiger Frakturtyp genannt, bei dem die Bruchstelle an der Grenze zwischen dem Oberarmschaft und dem Gelenkskopf liegt. Dieser Frakturtyp ist einer der häufigsten Brüche speziell im Alter und im Rahmen einer vorliegenden ausgeprägten Osteoporose (Knochenschwund). In diesem Fall kann sehr oft mit einem konservativen Therapiekonzept, bestehend aus einer dreiwöchigen Ruhigstellung und anschließender gezielter Physiotherapie, durchaus ein sehr gutes Ergebnis erzielt werden, ohne dass eine Verschraubung oder Verplattung im Zuge eines chirurgischen Eingriffes des Oberarmbruches vorgenommen werden muss.

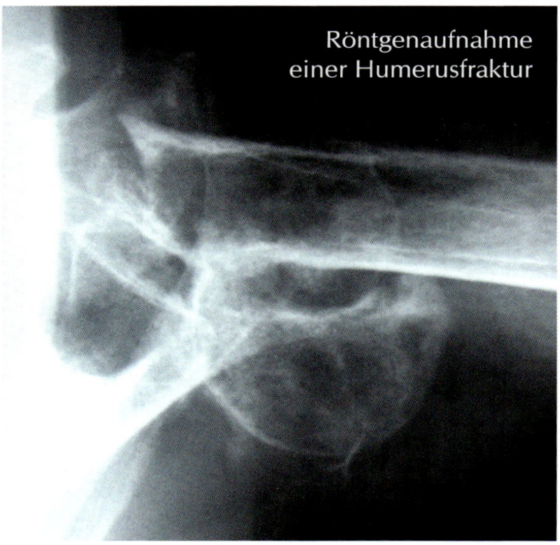
Röntgenaufnahme einer Humerusfraktur

Es gibt aber auch Defekte, die ohne eine chirurgische Intervention nicht zu einer akzeptablen Lösung führen. Das kann von Luxationen der Schulter über große Weichteildefekte bis hin zu komplizierten Brüchen an Gelenkskopf oder Gelenkspfanne gehen. Auch für solche komplizierten Veränderungen im Schultergelenk stehen dem Chirurgen heute neue Technologien zur Verfügung, die ihm bereits Rekonstruktionsmöglichkeiten in die Hand geben, die noch vor einigen Jahren fast undenkbar waren. Der Schultergelenksersatz, sei es nun der teilweise oder als totaler Gelenksersatz, hat sich aufgrund der technisch-chirurgischen Möglichkeiten und der biomechanischen Entwicklungen der Schultergelenksprothesen zunehmend zu einer Alternative für schwere Formen von Brüchen oder komplizierten und schmerzhaften Fehlfunktionen im Rahmen von schweren Abnutzungen (Arthrosen) entwickelt.

Schultergelenksersatz im Röntgen

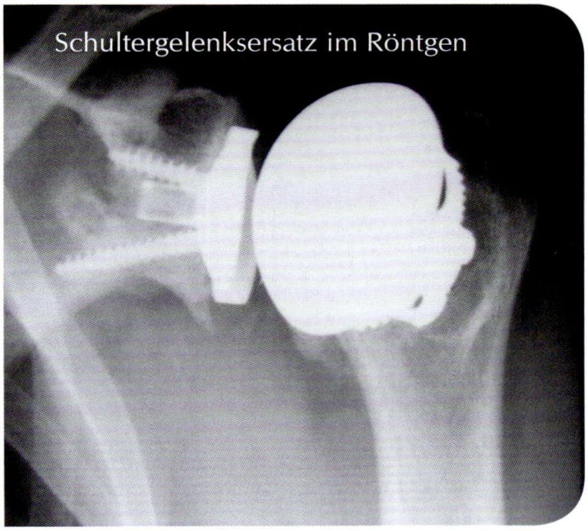

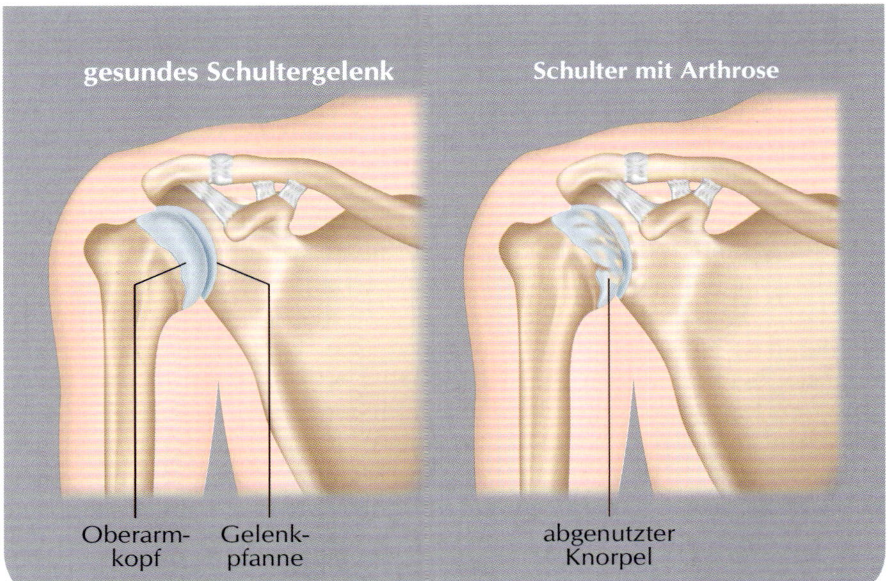

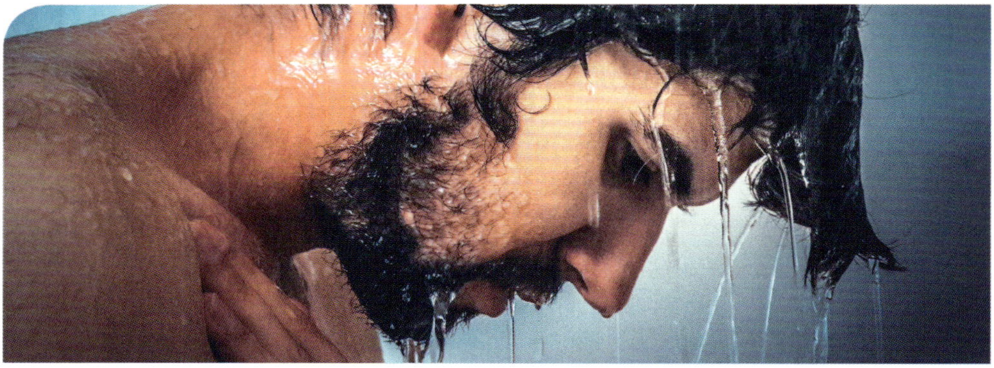

Das Leitsymptom für Funktionseinschränkungen oder Strukturschäden ist in erster Linie der Schulterschmerz, meist vergesellschaftet mit deutlichen Einschränkungen der Beweglichkeit der Arme im Schulterbereich.

Schulterschmerzen können vor allem die Weichteile, wie die Muskeln, Sehnen oder Schleimbeutel rund um den Schulterbereich, betreffen. Altersbedingte Abnutzungen in den Schultergelenken, Verletzungen nach Unfällen, nach Stürzen oder auch nach Überbelastungen im Sport sind weitere häufige Ursachen für schmerzhafte Schulterprobleme. Diese andauernden Beschwerden haben unter Umständen sehr starke Auswirkungen auf die Lebensqualität der Betroffenen, denn die Schulter ist, wie wir im Abschnitt über die Anatomie der Schulter gesehen haben, das beweglichste Gelenk des menschlichen Körpers.

Schmerzen im Bereich der Schulter können die Beweglichkeit der Arme und des gesamten Oberkörpers einschränken, wodurch die Lebensqualität der Patienten ganz erheblich beeinträchtigt wird. Viele Verrichtungen des Alltags wie beispielsweise das Zähneputzen, Haarekämmen, Kleideranziehen, das Autofahren und dergleichen mehr sind nur sehr eingeschränkt oder gar nicht mehr möglich, weil das Heben des Armes über den Kopf oder verschiedene Drehbewegungen schmerzhaft sind oder zu Blockierungen im Schultergelenk führen. Ebenso schmerzhaft ist die Ausübung von sportlichen Aktivitäten, was wiederum in einen Teufelskreis aus weiteren Schmerzen aufgrund von Unbeweglichkeit durch fehlende körperliche Betätigung mündet. Auch der Schlaf der schmerzgeplagten Patienten ist zumeist stark beeinträchtigt, vor allem, wenn man im Bett auf der betroffenen Schulterseite liegt.

Kapitel 3

Diagnose und Therapie von Schulterschmerzen

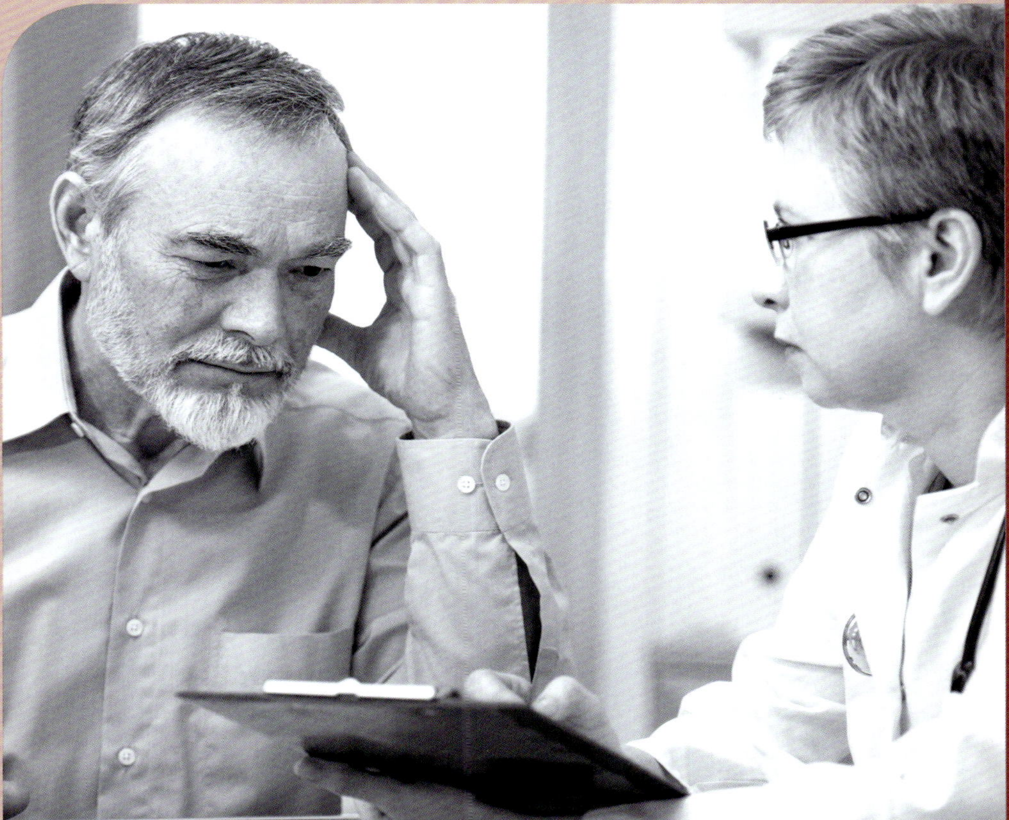

Wie werden die Schmerzursachen festgestellt?

Die Abklärung erfolgt durch den erstbehandelnden Arzt und/oder einen Facharzt für Orthopädie und Traumatologie. Bereits die ausführliche Befragung des Patienten – die sogenannte Anamnese – gibt wichtige Aufschlüsse über mögliche Schmerzursachen. Dabei wird mittels einer gezielten Befragung durch den Arzt geklärt:

- Um welche Schmerzen handelt es sich? Ruheschmerzen, Bewegungseinschränkungen?
- Wann treten sie auf? In der Nacht oder bei bestimmten Belastungen?
- Bei welchen Bewegungen treten sie auf? Über Kopf oder bei Rotationsbewegungen?
- Wie lange bestehen diese Schmerzen schon? Kamen diese plötzlich oder schleichend?

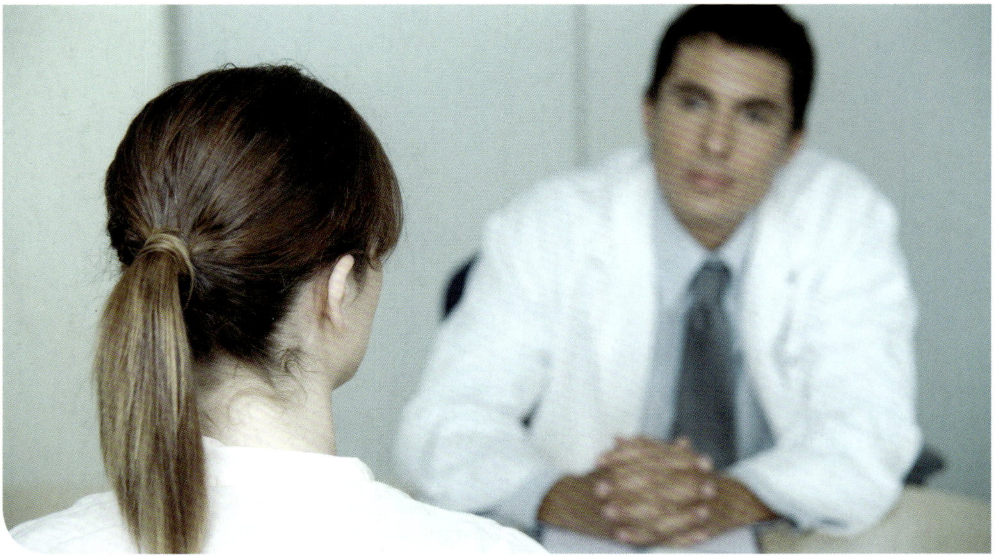

Die Antworten auf diese Fragen geben dem Arzt bereits erste wichtige Hinweise auf die zugrunde liegenden Schmerzursachen und Hinweise auf etwaige Therapieansätze. Auch die Körperhaltung oder das Bewegungsmuster (sogenannte Bewegungsprovisorien) des Patienten ermöglichen es dem Facharzt, bereits Rückschlüsse auf die zugrunde liegenden Ursachen der Schmerzen zu ziehen. Des Weiteren wird eine umfassende klinische Untersuchung durchgeführt mit speziellen Tests, die dazu dienen, die Lokalisation der Schmerzursache genauer zu erforschen. Zusätzlich werden darüber hinaus noch bildgebende Verfahren wie Röntgen, Ultraschall (Sonografie) oder weiterführend bei speziellen Fragestellungen – beispielsweise zur Klärung, ob eine operative Therapietechnik notwendig oder sinnvoll ist – die Magnetresonanz- oder Computertomografie zur genaueren Diagnosestellung eingesetzt.

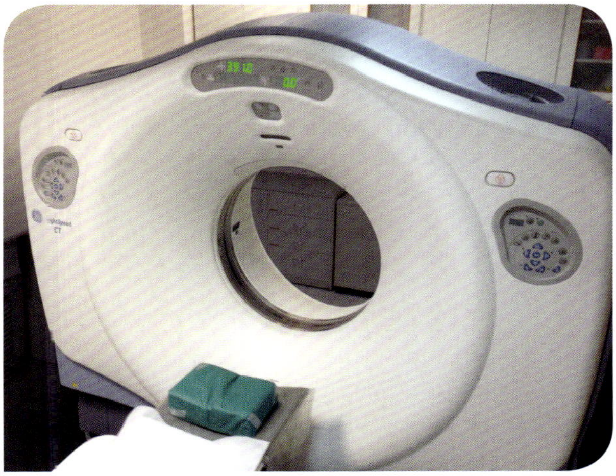

Wie werden Schulterschmerzen behandelt?

Grundsätzlich gilt – mit Ausnahme von Frakturen –: **Einschränkungen der Schulterfunktion werden primär konservativ behandelt.**

Langfristig sind zur Beseitigung von Schulterschmerzen – oder um sie erst gar nicht entstehen zu lassen – **gezielte Schulterübungen zum Auf-**

trainieren der Muskulatur und zur Förderung der Beweglichkeit (Mobilisierung) und Verbesserung der Haltung speziell auch im Bereich der oberen Brustwirbelsäule und hier wiederum der Halswirbelsäule die beste Behandlung. Für den akuten Fall stehen aber mehrere Behandlungsmöglichkeiten zur Verfügung, die im Folgenden kurz vorgestellt werden. Manches ist vielleicht banal, nichtsdestotrotz aber durchaus einen Versuch wert, häufig wird man – gerade bei leichteren Beschwerden – auch einen Mix aus mehreren Behandlungen versuchen, um den Schmerz erfolgreich bekämpfen zu können.

Arbeitsplatz ergonomisch einrichten

Es klingt vielleicht banal, aber Schulterschmerzen, die vor allem bei Bürojobs auftreten, lassen sich häufig durch leichte Veränderungen des Arbeitsplatzes beheben. Bei Schreibtischtätigkeiten ist jedenfalls auf die richtige Höhe von Tisch und Stuhl sowie den korrekten Abstand zur Tastatur sowie gegebenenfalls auch auf Handballenauflagen vor der Tastatur zu achten.

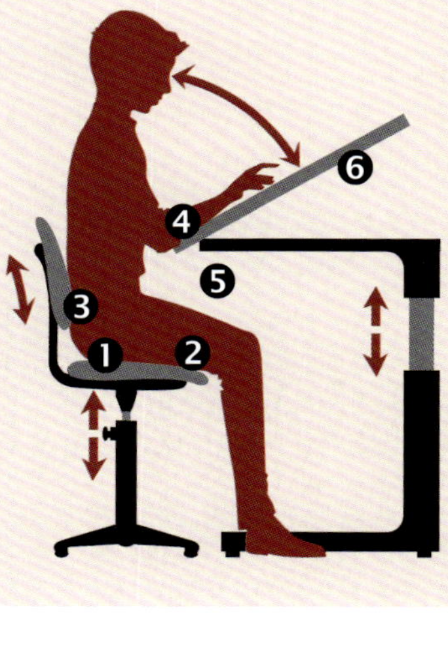

Optimale Abstimmung von Pult und Stuhl

1. **Sitzhöhe:** Beide Füße berühren vollständig den Boden, die Kniegelenke sind in einem Winkel von 90 Grad gebeugt.
2. **Sitzfläche:** Die Rückseite des Unterschenkels berührt den Sitz nicht.
3. **Lehnenhöhe:** Der Rücken ist am Beckenrand abgestützt und soll nicht federn.
4. **Pulthöhe:** Die Ellbogenspitze befindet sich leicht unter der Tischplatte.
5. **Pultunterkonstruktion:** Zwischen Oberschenkel und Pultunterbau gibt es ausreichend Spielraum.
6. **Tischplattenneigung:** Der Schrägstellungswinkel soll mindestens 16 Grad betragen.

Maßnahmen zur Entspannung

Auch wenn es sich vielfach bereits herumgesprochen hat, so vergessen schmerzgeplagte Patienten allzu oft, dass ihr Leiden auch auf psychische Probleme zurückgeführt werden kann. Auch Schulterschmerzen stellen da keine Ausnahme dar. Wer häufig unter Stressbelastungen leidet, unter ständiger Anspannung steht oder seine alltäglichen Sorgen überhand nehmen lässt, ist durchaus ein potentieller Kandidat für entsprechende Symptome. Gezielte Entspannungsverfahren können dann für die dringende Entlastung von Muskeln, Sehnen und Bänder, aber vor allem auch der Seele sorgen. Experten empfehlen beispielsweise die Progressive Muskelrelaxation nach Jacobsen sowie Autogenes Training oder Yoga. Scheuen Sie sich daher nicht, in derartigen Fällen entsprechend professionelle Hilfe zu suchen. Ihre Schulter wird es Ihnen danken.

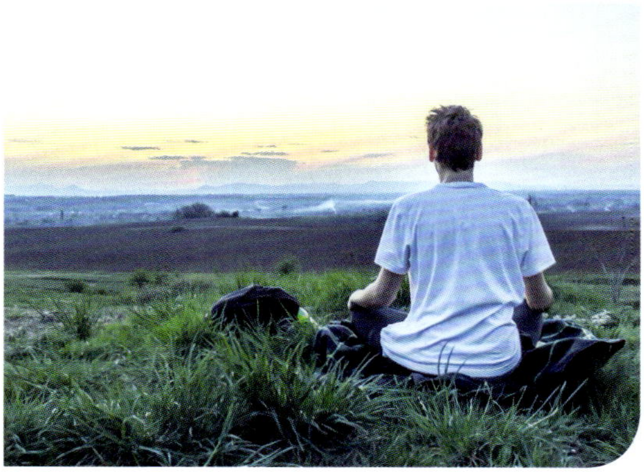

Wärme oder Kälte?

Bei vorwiegend haltungsbedingten Verspannungen im Schulter- und Nackenbereich, verursacht beispielsweise durch zu langes Sitzen vor dem Computerbildschirm oder im Auto, wirken Wärmeanwendungen wie Wärmeumschläge, Wärmekissen (Kirschkernkissen) oder Wärmepackungen, die zu einer Entspannung der verspannten Muskulatur beitragen. Gleiches gilt für bereits chronische Schulterschmerzen.

Eine aktive, selbst regelmäßig durchgeführte Verbesserung der Fehlhaltung mittels entsprechenden Übungen ist aber deutlich zielführender, damit es erst gar nicht zu diesen muskulären Überlastungen kommt. Siehe dazu auch die allgemeinen Übungen im Übungsteil.

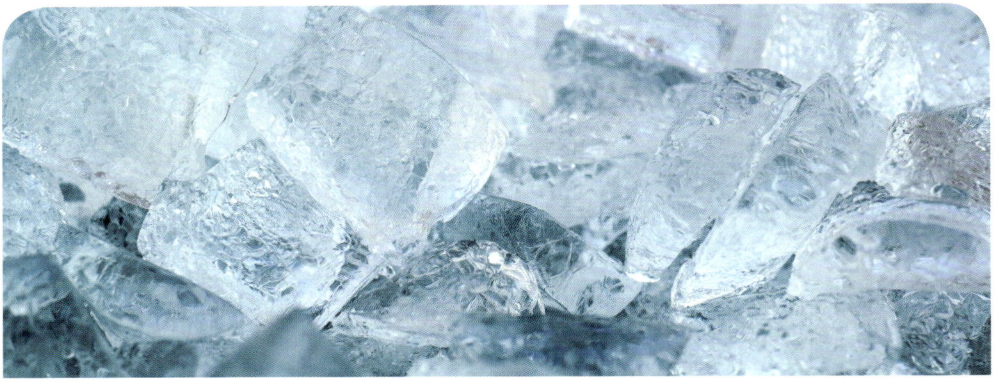

Bei Schulterschmerzen, die auf entzündliche Prozesse zurückgehen, aber auch bei akut auftretenden Schmerzen als Folge eines Rotatorensehenrisses, einer Kalkschulter oder eines Bizepsrisses ist Kälte die sinnvollste Erstmaßnahme. Dabei können in Tücher eingeschlagene Eiswürfel, Kühlpackungen (Coolpacks) oder auch feuchte Umschläge zum Einsatz kommen.

Medikamente

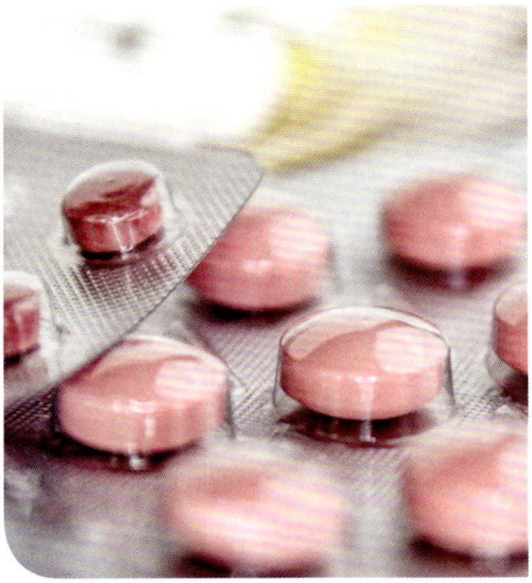

Die therapeutischen Maßnahmen richten sich nach den verschiedenen Ursachen der Schulterschmerzen und bieten daher auch eine Vielzahl an Möglichkeiten. Im akuten Zustand werden schmerzstillende und/oder entzündungshemmende Medikamente in Form von Salben, Tabletten oder Injektionen eingesetzt. Ein Erstversuch mit frei im Handel erhältlichen Präparaten ist sicherlich sinnvoll und in vielen Fällen mit leichteren Schmerzen auch durchaus erfolgreich. Lassen die Schmerzen nicht nach, suchen Sie bitte Ihren Arzt auf, der je nach Ursache der Schmerzen verschreibungspflichtige Präparate empfehlen wird.

Komplementärmedizin & Phytotherapie

Auch komplementärmedizinische Verfahren sind denkbar. So gilt etwa die Akupunktur, ergänzend zu den schulmedizinischen Verfahren, als gute schmerzlindernde Behandlung, wobei im Regelfall mehrere Sitzungen notwendig sind.

Biofeedback, Neuraltherapie oder die Magnetfeldtherapie haben ebenfalls gute Erfolge zu verzeichnen.

Schröpfen wird sogar von der Weltgesundheitsorganisation WHO als komplementäre Maßnahme empfohlen.

Die Phytotherapie empfiehlt bei akuten und schmerzhaften Schultergelenkentzündungen Umschläge mit Arnikablüten bzw. die Anwendung einer Arnikasalbe. Auch Bäder mit Zusatz von Heublumen, Rosmarin- oder Eukalyptusöl sind bei Arthrosen in weniger beschwerdereichen Phasen sinnvoll.

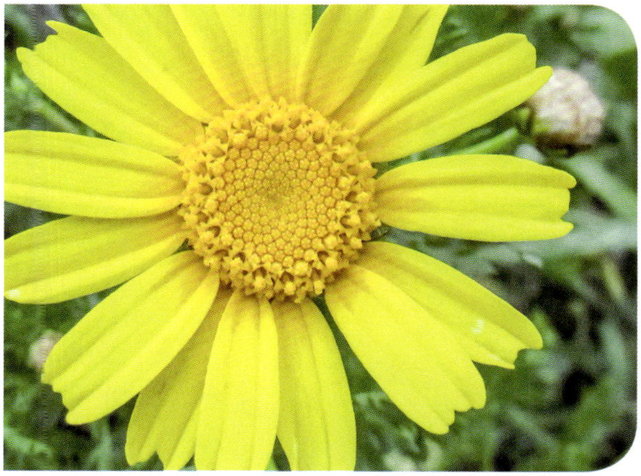

Zum Einsatz kommt auch ein Tee aus Extrakten der Teufelskrallenwurzel.

Physiotherapie

Zur Kräftigung der Muskeln wird mittels einer qualifizierten Physiotherapie versucht, die intermuskuläre Koordination und damit das muskuläre Gleichgewicht im betroffenen Bereich wieder herzustellen. Damit kann schon oft die stützende Wirkung der Muskulatur wieder hergestellt werden. Das gilt auch für manualmedizinische Verfahren, bei der der dafür speziell ausgebildete Arzt bestimmte Techniken anwendet, um Blockaden, Verschiebungen und Fehlstellungen der Gelenke zu beseitigen. Heilmassagen und physikalische Therapiemaßnahmen wie etwa gezieltes Dehnen ergänzen die unterschiedlichen physiotherapeutischen Behandlungen.

Wenn das Spektrum der konservativen Therapien jedoch nicht zum gewünschten Erfolg führen, bleibt dann als letzte Behandlungsmöglichkeit zumeist jedoch nur mehr ein operativer Eingriff, je nach Diagnosestellung, um Strukturschäden, schmerzhafte Abnutzungen und Ablagerungen in den Gelenken zu beseitigen. Diese Operationen an der Schulter können einerseits minimal-invasiv mittels Knopflochtechnik unter Einsatz der arthroskopischen Technik, aber auch mittels der offenen Operationstechnik durchgeführt werden, wobei sich an jede Operation im Regelfall sinnvollerweise eine mehrwöchige Rehabilitation – stationär in einer Rehaklinik oder ambulant – anschließt.

Gelenkersatz

Das Schultergelenk ist, wie wir schon betont haben, biomechanisch ein Kugelgelenk mit einer im Verhältnis zur Kopfgröße sehr kleinen konkaven Pfanne, die an ihrem knöchernen Rand von einer knorpeligen Lippe eingefasst ist und so die Kontaktfläche zu Gelenkkopf vergrößert. An diesem Gelenk gibt es praktisch keine Bänder, die das Schultergelenk sichern oder während der Bewegung führen. Diese anatomischen Voraussetzungen führen dazu, dass das Schultergelenk die größte Bewegungsfreiheit aller Gelenke des menschlichen Körpers hat. Allerdings ist die Gefahr einer Luxation (Herausspringen des Kopfes aus der Gelenkspfanne) am größten. Die Führungs- und Sicherungsfunktion übernehmen an diesem Gelenk ausschließlich Muskeln. Diese Muskeln finden ihren Ursprung oder Ansatz sowohl direkt an den Gelenkstrukturen als auch an

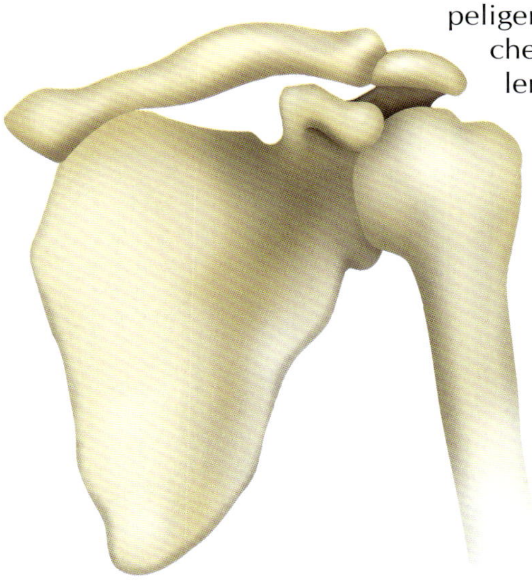

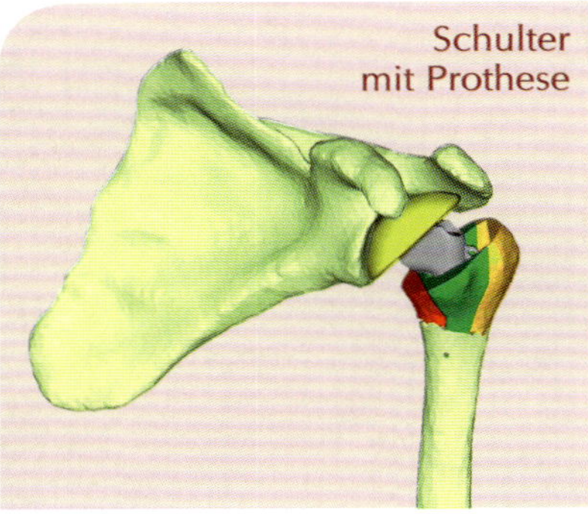

den übrigen Strukturen des Schultergürtels (Schulterblatt, Oberarm). Diese Bedingungen machen einen Gelenkersatz verständlicherweise sehr schwierig, da die ausschließlich muskuläre Gelenkführung, die im Falle eines derartigen operativen Einsatzes häufig gestört ist, äußerst problematisch ist. Daher gibt es in Abhängigkeit zu den individuell vorliegenden funktionellen Gegebenheiten grundsätzlich zwei Möglichkeiten: den Gelenkersatz mit oder ohne Pfannenkomponente.

Biomechanik des Schultergelenkersatzes

Die Indikationen für einen teilweisen oder kompletten Ersatz des Schultergelenkes ergibt sich in erster Linie aus der Verletzung der beteiligten Knochen – oder der Weichteilstrukturen. Die Komplexität des Verletzungsgrades führt den Chirurgen dann zur entsprechenden Wahl des notwendigen Gelenkersatzes. Bei weitgehend erhaltenem Weichteilmantel kann mit einem Teilersatz des Schultergelenkes, meistens im Gelenkkopfbereich, häufig das Auslangen gefunden werden. Dabei können diese Komponenten des künstlichen Gelenkes entweder nur die Gelenkfläche oder den gesamten Kopf ersetzen. Es kann aber auch notwendig sein, dass sowohl der Gelenkkopf als auch die Gelenkpfanne mit Ersatzkomponenten versehen werden müssen. In diesem Fall besteht der Schultergelenkersatz aus zwei Metall- und einer Kunststoffkomponente. Der Pfannenteil wird dabei in den Knochen verschraubt und die Kopfkomponente im knöchernen Oberarmschaft entweder mit Knochenzement oder zementfrei verankert. Im genauen Gegensatz zur Biomechanik des eigenen Gelenkes wird dann der konkave Kopfteil um den konvexen Pfannenteil geführt. Diese „Umkehr" hat sich aus Gründen der deutlich besseren Stabilität der Bewegungsführungen durchgesetzt, und die Rehabilitationsergebnisse bestätigen dies deutlich. Um den vollen Umfang der durch den Gelenkersatz möglichen Biomechanik ausnutzen zu können, ist eine weitgehend erhaltene Funktion der

Weichteile praktisch unerlässlich. Diese aktive schmerzarme Bewegungsmöglichkeit ist das Ziel und gleichzeitig die größte Herausforderung im Rahmen der Rehabilitation nach Gelenkersatzoperationen am Schultergelenk.

In den ersten Tagen nach der Gelenkersatzoperation wird das operierte Schultergelenk mit einem speziellen Schutzverband ruhig gestellt. Die operierte Schulter ist nach der Operation meist noch nicht schmerzfrei, wobei die Beweglichkeit der Schulter leider nicht immer in vollem Umfang wiederhergestellt werden kann. Der Grund dafür liegt in der häufig schon vor der Operation zerstörten inneren Sehnenstruktur, die für viele Bewegungsebenen der Schulter verantwortlich ist. Das primäre Ziel bei Schultergelenkersatz ist daher oft mehr die Erzielung von Schmerzfreiheit als die Wiederherstellung einer verbesserten aktiven Beweglichkeit. Schon mit Erreichung dieses Zieles steigt allerdings für die meisten Betroffenen häufig die Lebensqualität signifikant an und eine regelmäßige Einnahme von Schmerzmitteln ist nicht mehr notwendig. Das steigert die Lebensqualität schon deutlich.

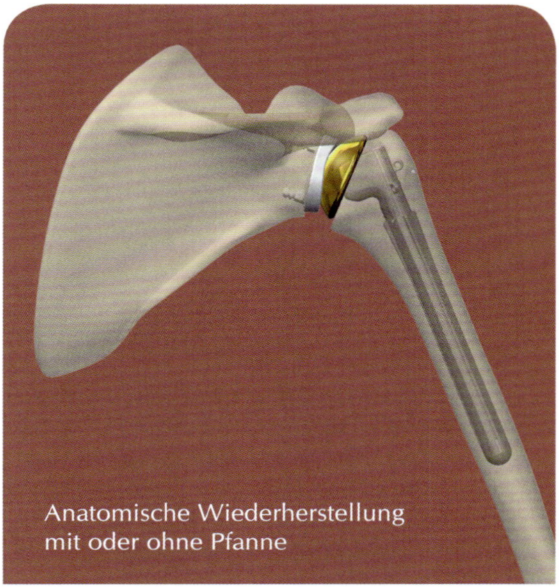

Anatomische Wiederherstellung mit oder ohne Pfanne

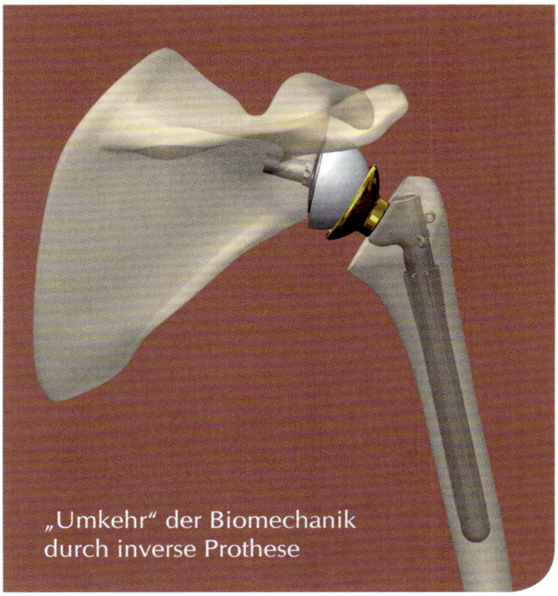

„Umkehr“ der Biomechanik durch inverse Prothese

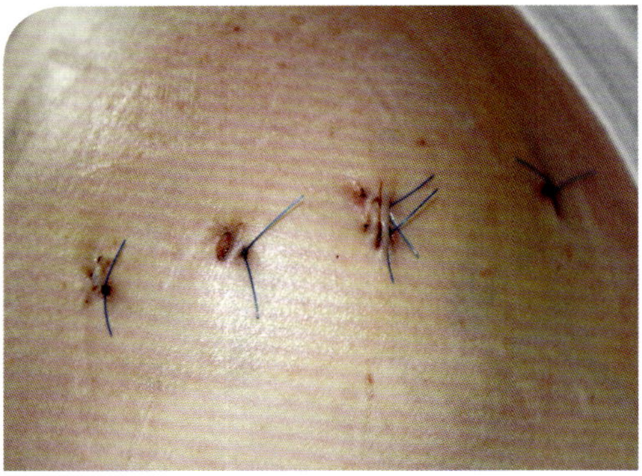

Am Beginn der Rehabilitation gibt es im Krankenhaus spezielle Vorrichtungen – einen sogenannten Schlingentisch –, der es erlaubt, den Bewegungsrahmen des neuen Schultergelenkes ohne Schmerzen für die Therapie voll auszunutzen, da der Patient das Eigengewicht des Armes nicht selbst halten muss. Dabei wird der gesamte Körper, oder auch nur der Arm, in eine Art „Hängematte" eingelegt und die Schulter zuerst passiv durch vom Therapeuten geführte Bewegungen mobilisiert. Später kann der Patient die Bewegung der Extremität aktiv unterstützen. Ebenso wie nach den Operationen bei Hüftgelenken ist darauf zu achten, dass eine zu starke Außenrotation des operierten Gelenkes verhindert wird, damit es zu keiner Luxation (Entkoppelung von Gelenkkopf und Gelenkpfanne) der operierten Prothese kommt.

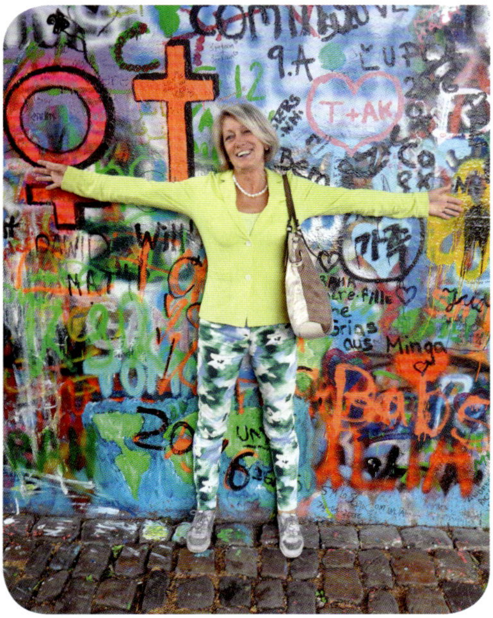

In der Ergotherapie werden viele Alltagsbewegungen mit einer genauen Ansteuerung der Extremität und Kompensationsbewegungen der gegenüberliegenden Hand und Schulter trainiert, wodurch die Einschränkungen im Alltag zwar auf die Schulter beschränkt sein können, aber zumeist nicht solche gravierenden Auswirkungen auf die Alltagstätigkeiten haben.

Kapitel 4

Die häufigsten Erkrankungen der Schulter

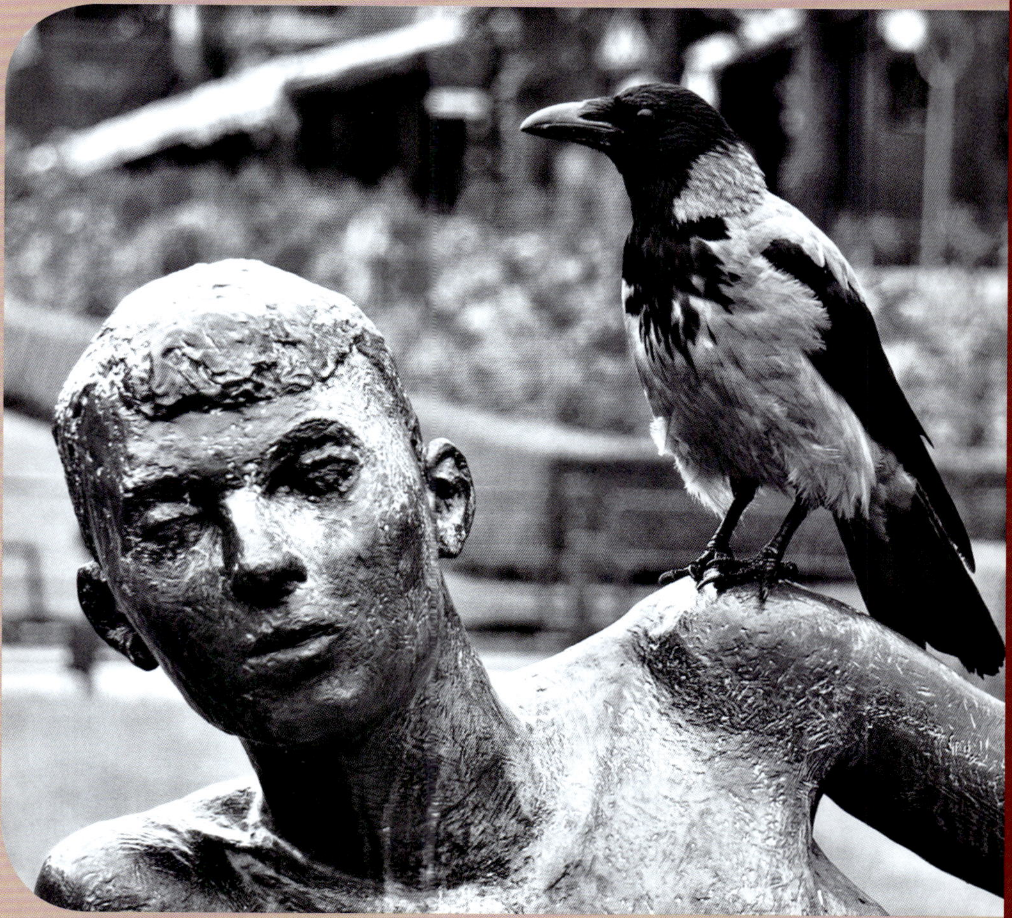

Das Impingement-Syndrom

Hierbei handelt es sich um eine Engstellung des subacromialen Raumes – das ist die Distanz zwischen der Unterseite des Schulterdaches (Acromion) und dem Schultergelenkskopf. Hier verlaufen wichtige Sehnen der Rotatorenmanschette, die praktisch die gesamte Oberfläche des Schultergelenkskopfes überzieht.

Schleimbeutelentzündung

In diesem subacromialen Raum lieg auch noch ein Schleimbeutel, der bei entzündlichen Veränderungen ebenfalls den subacromialen Raum einengen kann.

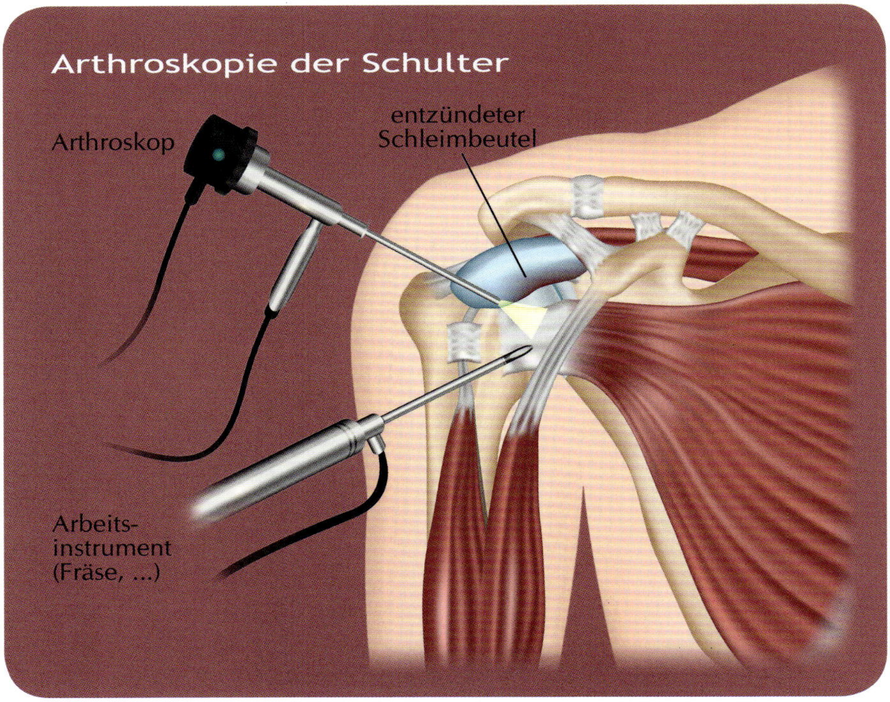

Die Kalkschulter

Durch mechanische Irritationen, meistens aufgrund eines engen subacromialen Raumes, kommt es zu Mikroverletzungen des Sehnenspiegels mit Einblutungen in die jeweiligen Sehnen, die dann im Verlauf des Heilungsprozesses verkalken. Dadurch verliert die betroffene Sehne an Elastizität und es kommt durch den Druck unter dem Verkalkungsareal zu Schmerzen. Die betroffene Sehne ist dabei gefährdet, in weiterer Folge größere Defekte zu entwickeln.

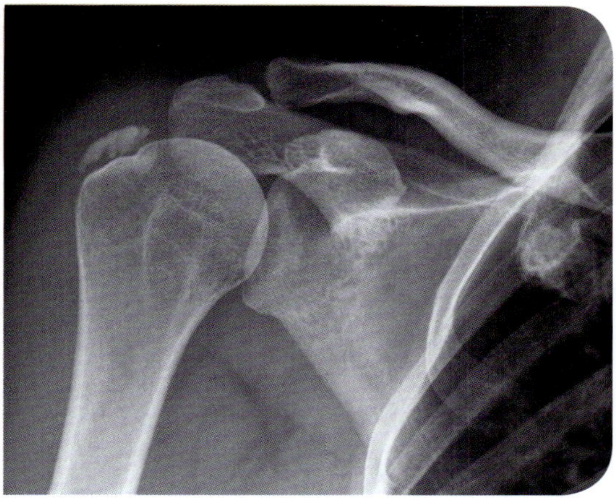

Knorpeldefekte

Wie an allen Gelenken des menschlichen Körpers, so kann auch das Schultergelenk Knorpelschäden – also eine Arthrose (Abnutzung) – entwickeln. Darüber hinaus gibt es aber auch Verletzungen an der knorpeligen Lippe, die den knöchernen Pfannenrand des Schultergelenks umgibt und bei bestimmten Überlastungen reißen oder auch mit einem beteiligten Knochenfragment ausbrechen kann. Beide Phänomene verursachen Schmerzen und beeinträchtigen die Biomechanik der Schulterfunktion.

Sehnenrisse in der Schulter

Sehnenrisse geschehen in der Regel im Bereich der Rotatorenmanschette. Hier können die Defekte in unterschiedlicher Ausprägung vorliegen. Von kleinen Einrissen bis zur kompletten Rotatorenmanschettenruptur. Kleine Einrisse haben oft neben den Schmerzen keine funktionellen

Einschränkungen zur Folge. Komplette Risse führen so gut wie immer zu einem Kraftverlust und zu mehr oder minder großen Einschränkungen des normalen Bewegungsumfanges der Schulter und des Armes.

Schulterluxation – Auskegelung der Schulter

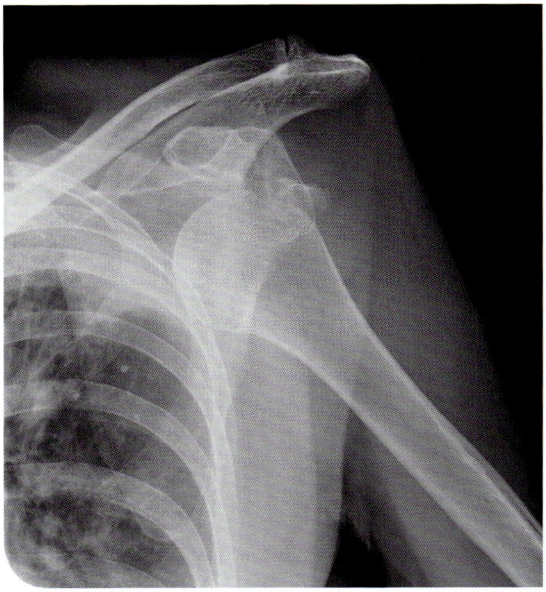

Es wird zwischen sogenannten habituellen und traumatischen Luxationen unterschieden. Die habituellen, durch Strukturschwächen entstandenen Luxationen ereignen sich meistens erstmalig im jugendlichen Alter und diese Auskegelung lässt sich leicht wieder reponieren (einrichten). Oft können die Jugendlichen die Schulterluxation und das Reponieren willkürlich durchführen. Bei Versagen einer stabilisierenden Physiotherapie kann zu guter Letzt eine entsprechende Operation notwendig werden.

Die traumatische Luxation ist eine schwere Verletzung, die in der Regel durch einen Sturz entsteht. Dabei kommt es regelhaft zu Strukturzerstörungen, die meistens im Bereich der knorpeligen Lippe der Gelenkspfanne, nicht selten mit einem knöchernen Ausbruch des Pfannenkörpers vergesellschaftet ist. Es gibt unterschiedliche Luxationsrichtungen, die häufigste ist nach vorne unten. Dabei kann es selten aber doch auch zu Verletzungen von Nerven kommen. Eine Reposition ist umso schwerer möglich, je länger das Gelenk in einer Luxationsstellung verbleibt. Auch eine Reposition kann zu einer Nervenschädigung führen und sollte daher nur mit sachkundigen Techniken durchgeführt werden.

Omarthrose – Abnutzungen im Schultergelenk

Der Gelenksknorpel im Schultergelenk kann wie bei jedem anderen Gelenk des Körpers Schaden nehmen; sei es durch Überlastungen, Verletzungen oder auch Langzeitmedikationen wie z.B. Chemotherapeutika oder Cortison. Dabei kann es bis zum Zugrundegehen (Nekrose) von Knochen kommen, z.B. eine Schultergelenkskopfnekrose. Die Arthrose führt neben den Schmerzen in unterschiedlicher Stärke immer zum Verlust von Beweglichkeit und zu einem Verlust der intermuskulären Koordination, d.h. einer Veränderung des muskulären Zusammenspiels. Häufig kann es auch zu einer Arthrose im Gelenk zwischen dem Schlüsselbein und dem Schulterdach (Acromioclaviculargelenk) kommen. Auch diese AC-Arthrose kann sehr schmerzhaft sein und entsteht meistens durch eine zu hohe Druckbelastung auf dieses Gelenk.

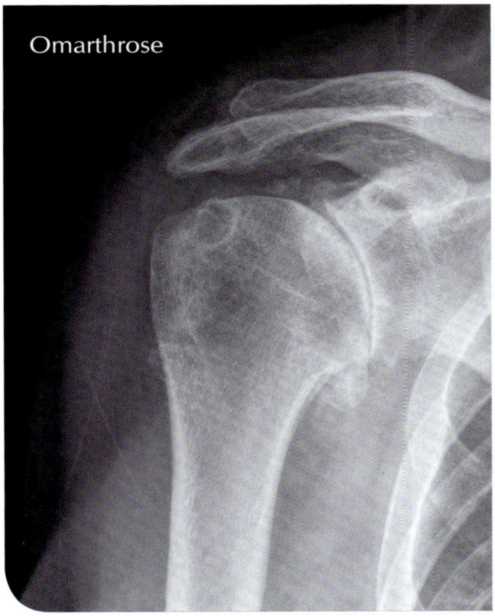
Omarthrose

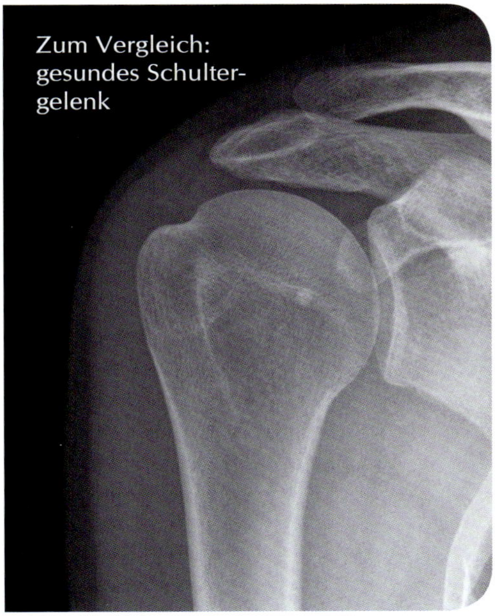
Zum Vergleich: gesundes Schultergelenk

Frozen Shoulder (Steife Schulter)

Die sogenannte „Frozen Shoulder“ entsteht durch eine Veränderung im Bereich der Schultergelenkskapsel. Für den normalerweise großen Bewegungsumfang braucht die Gelenkskapsel im Bereich der Achsel ein deutliches Reservegewebe, damit beim Hinaufstrecken des Armes ausreichend Kapselgewebe zur Verfügung steht und diese Bewegung nicht durch die Kapsel eingeschränkt wird. Bei der „Frozen Shoulder“ kommt es aber genau zu diesem Phänomen, und das Schultergelenk wird durch die Kapsel eingeengt. Das kann so weit gehen, dass nur mehr Minibewegungen nach oben durchgeführt werden können, die dann aber dennoch sehr schmerzhaft sein können.

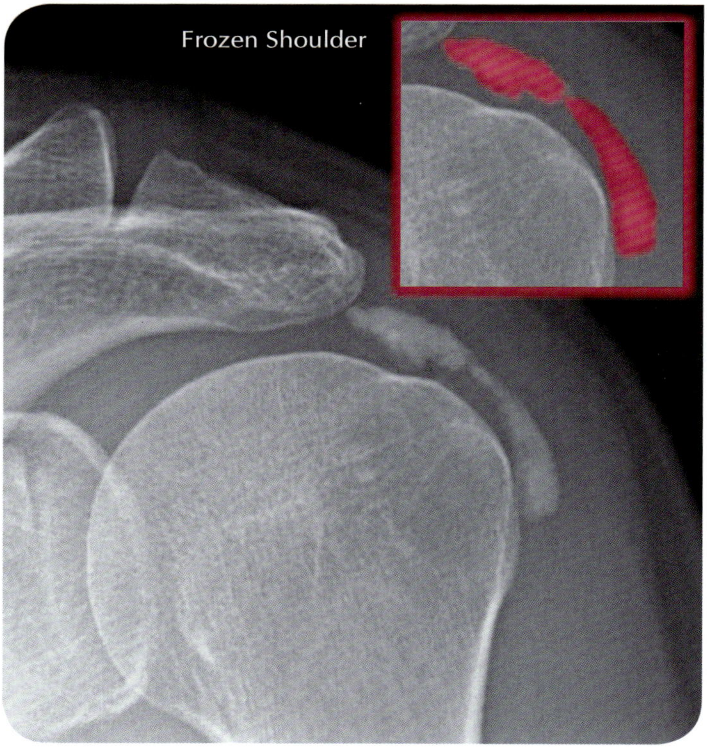

Kapitel 5

Wie kan man Schulterschmerzen vorbeugen?

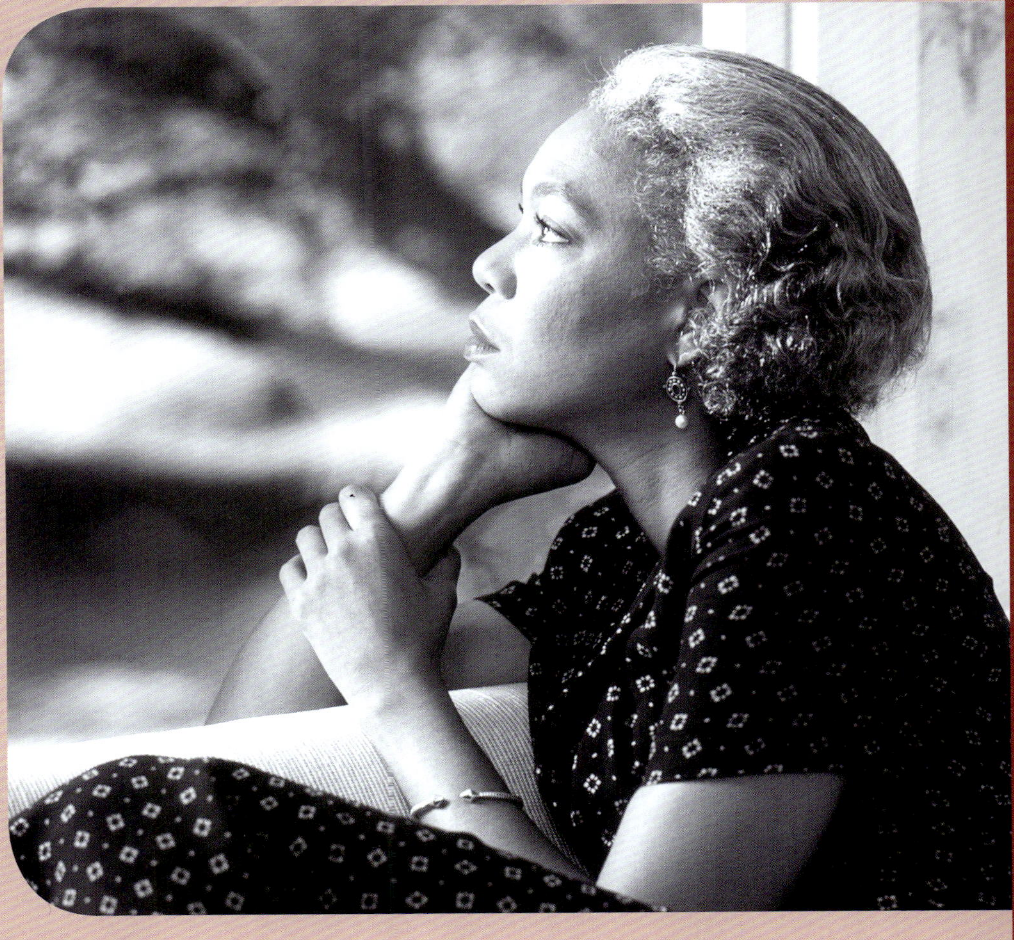

Zumeist macht man sich erst dann Gedanken über gesundheitliche Dinge, wenn die Beschwerden bereits aufgetreten oder durch schmerzhafte Bewegungseinschränkungen nicht mehr zu leugnen sind. Trotzdem ist es auch dann nicht zu spät, sich Gedanken über Erleichterungen im Alltag und bei sportlichen Betätigungen zu machen.

Ein wesentliches Merkmal von Beschwerden im Bereich der Schulter- und Nackenregion ist der Verlust der intermuskulären Koordination. Das bedeutet, dass das Zusammenspiel aller am Schultergürtel beteiligten Muskeln nicht mehr optimal aufeinander abgestimmt ist. Die Ursachen dafür sind vielfältig und eine vorwiegend sitzende Tätigkeit ist nicht dazu angetan, die intermuskuläre Koordination positiv zu beeinflussen. Somit sollten regelmäßig positive Bewegungsreize, besonders für diese Region, die in ihrer Funktion ausschließlich darauf angewiesen ist, dass eben dieses muskuläre Zusammenspiel kontinuierlich bestens funktioniert, gesetzt werden. Bereits vorbeugend kann mit einfachen Bewegungsprogrammen ein sehr oft langwieriger und sehr schmerzhafter Leidensweg verhindert werden.

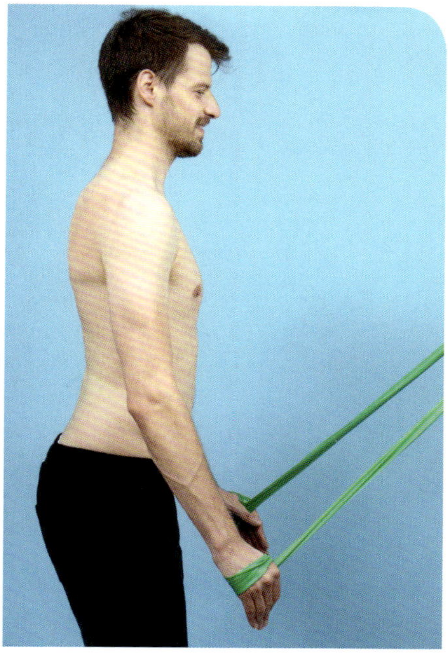

Ja, man kann Schulterschmerzen vorbeugen: Durch regelmäßige Bewegung und gezielte Übungen vor allem als Ausgleich zu sitzenden Tätigkeiten im Auto oder im Büro vor dem Computerbildschirm mit zumeist monotonen und einseitigen Belastungen. Ebenfalls hilfreich sind gezielte Kräftigung der Schulter- und Rückenmuskulatur durch Kraftübungen im Fitnesscenter oder mittels eines Therabandes zu Hause. Bei schwach ausgebildeten und verkürzten Schultermuskeln genügen nämlich oft schon geringe Belastungen, um diese Schmerzen und Verspannungen im Schulter- und Nackenbereich zu verursachen. Die Kräftigung sollte aber nur unter Anleitung ausgebildeter Experten und ohne Übertreibung durchgeführt werden. **Ein zu rasches und zu intensives Training kann zu einer deutlichen Verschlimmerung der**

Schmerzen führen. Sportarten wie Radfahren oder Laufen beispielsweise belasten die Schulter weniger und sind daher bei Schulterbeschwerden empfehlenswert. Überkopfsportarten wie Tennis, Volleyball oder Golf sind bei einer bestehenden Anfälligkeit für Schulterschmerzen hingegen besser zu meiden. Auch Sportarten wie Fußball, Handball oder Kampfsportarten, bei denen ein direkter Körperkontakt nicht auszuschließen ist, sind bei Schulterschmerzen kontraindiziert und nicht unbedingt zu empfehlen.

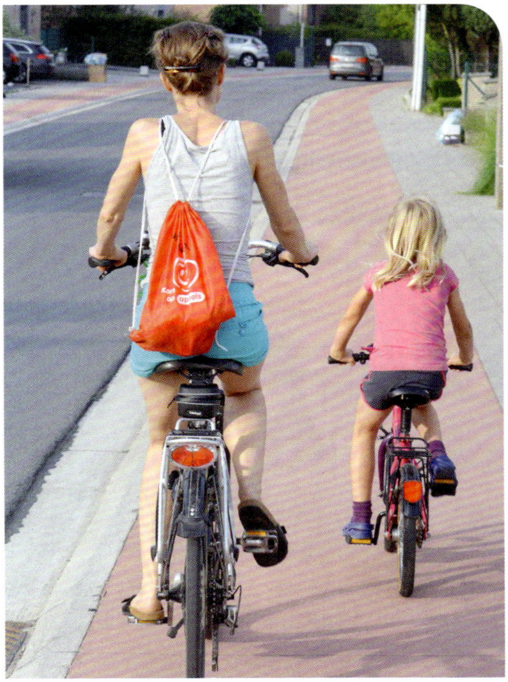

Durch richtiges Heben und Tragen von Lasten (Mineralwasserkisten) kann man Schulterschmerzen ebenfalls vorbeugen. Dabei sollten die zu hebenden Gegenstände immer möglichst nahe am Körper bleiben. Die Hebegeschwindigkeit sollte dabei angemessen sein und nicht zu schnell erfolgen. Man sollte das Heben von Kisten und das Tragen von schweren Gegenständen immer wieder gezielt üben und dabei die Anwendung der richtigen Technik überprüfen.

Wie hebe ich einen schweren Gegenstand richtig?

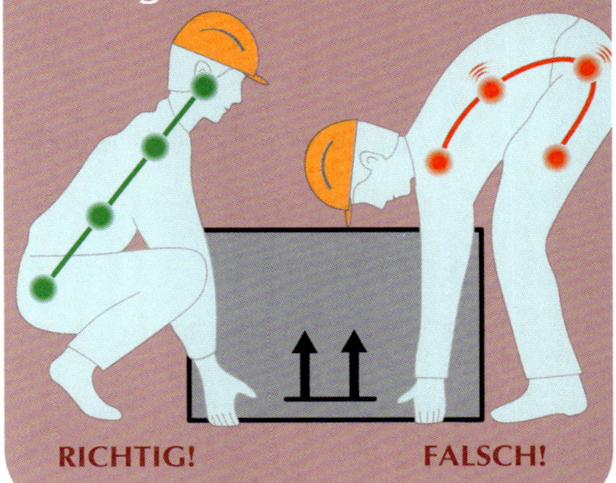

Auch das einseitige Tragen von Lasten, wie beispielsweise schwerer modischer Handtaschen, kann zu Schulterbeschwerden führen. Viele moderne Handtaschen bieten daher die Möglichkeit, diese mittels zweier Gurte gleichmäßig verteilt, also sozusagen als „Rucksäcke" zu tragen und damit ebenfalls einseitigen

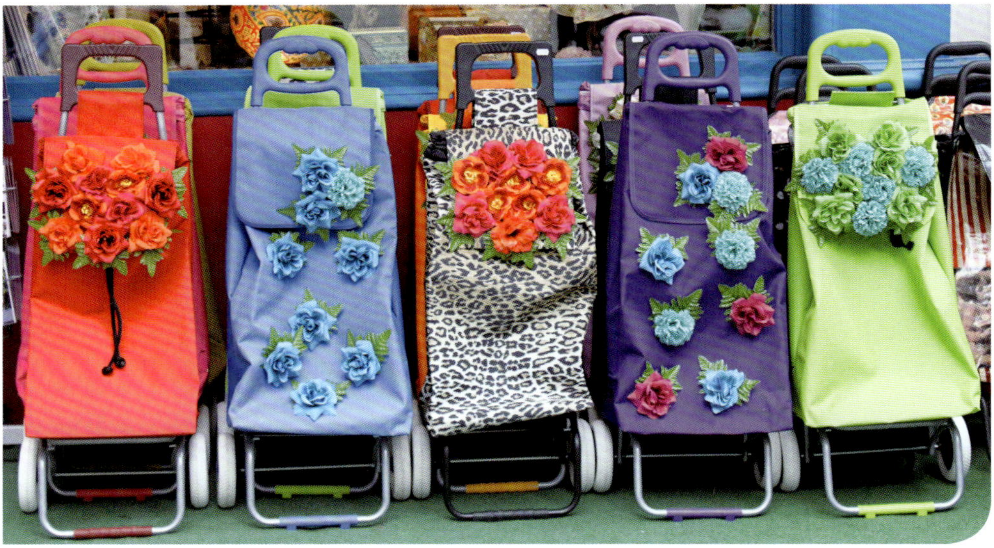

Belastungen vorzubeugen. Das Schleppen von schweren Einkaufskörben und -taschen über längere Distanzen führt ebenfalls zu einseitigen Verspannungen und in der Folge zu Schmerzen im oberen Stützapparat. Hilfreich sind hier „Einkaufstrollies", die bequem mittels Rollen nachgezogen werden können. Reisekoffer haben mittlerweile praktisch alle zwei bis vier Räder, die das Transportieren des Reisgepäcks deutlich erleichtern.

Was man bei Beschwerden der Gelenke, Bänder und Sehnen unterstützend machen kann

Viele Patienten und Sportler mit Beschwerden an Bändern, Sehnen und Gelenken suchen oftmals nach komplementären (ergänzenden) Behandlungsformen und Medikamenten oder Nahrungsergänzungsmitteln, die ohne oder mit weniger Nebenwirkungen zu den therapeutischen, chirurgischen oder gymnastischen Behandlungsmethoden eingesetzt werden können.

Schon der Arzt Paracelsus konstatierte: „Eure Nahrung sei Euer Medikament", und Schlagworte wie: „Du bist, was Du isst", sagen in wenigen Worten sehr einprägsam, wie man seine Gesundheit bestmöglich und so lange wie möglich erhalten soll.

Eine gesunde Lebensweise mit reichlicher und regelmäßiger Bewegung sowie eine deutliche Gewichtsreduktion sind oft schon fast die halbe Miete bei der Linderung der Beschwerden im Gelenkbereich.

Eine Vielzahl von Salben und Cremen versprechen Heilung oder zumindest Linderung und Reduktion der Schmerzen bei Gelenksbeschwerden, Bandverletzungen und Sehnenentzündungen. Dabei muss man unterscheiden zwischen äußerlich anzuwendenden Präparaten, die den Heilungsverlauf durch Kühlung unterstützen, und Mitteln, die über den Muskel oder die Haut zu den betroffenen Stellen eindringen sollen. Muskelentspannende Salben und Cremen unterstützen den Heilungsverlauf, wirken zumeist auch entzündungshemmend und schmerzlindernd, nur grundsätzlich können über die Haut keine Wirkstoffe bis zu den betroffenen Gelenken, Sehnen und Bändern vordringen.

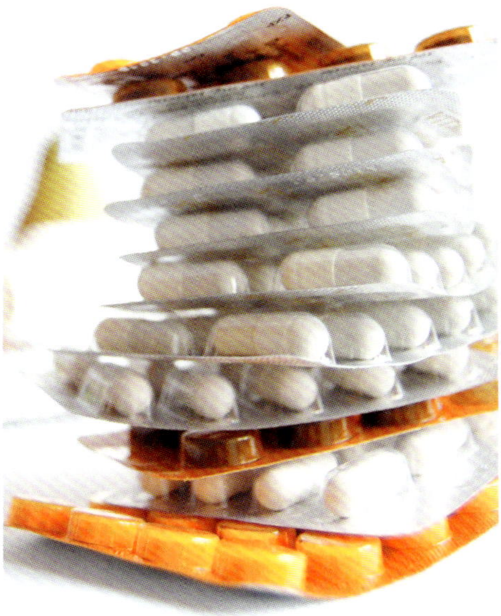

Nahrungsergänzungsmittel

Unsere Nahrung erhält, zumindest in den westlichen Industriestaaten, bei einer ausgewogenen und nicht zu einseitigen Ernährung alle wichtigen Inhaltsstoffe in ausreichender Menge und Zusammensetzung. Krankheitsbedingt oder nach Verletzungen stellt sich aber oft die

Frage, ob man nicht unterstützend dem Körper gezielt fehlende oder nicht ausreichend vorhandene Mikronährstoffe zuführen soll. Dabei sollte man zunächst einmal klären, ob überhaupt ein Mangel vorliegt und wie dieser am besten zu beseitigen ist. Hier kann man über eine Blutprobe den Status der Mineralstoffe, Aminosäuren und Spurenelemente abklären und dann unter ärztlicher Anleitung für entsprechende Substitution sorgen.

Etwas anders sieht es mit Nahrungsergänzungsmitteln aus, die auf enzymatischer Basis oder über die Zufuhr von Aminosäuren, Mineralstoffen und Spurenelementen den Aufbau- und Heilungsprozess bei den diversen Beschwerden im Schulterbereich durch das Zurverfügungstellen dieser Wirkstoffe unterstützen. Es handelt sich dabei um Wirkstoffkombinationen, die nicht den strengen Zulassungsbestimmungen für Medikamente unterliegen, aber vor dem Freigeben einer Zulassung als Nahrungsergänzungsmittel unterworfen werden. Die Inhaltsstoffe dieser Nahrungsergänzungsmittel werden zumeist aus tierischen Produkten gewonnen, mittlerweile gibt es aber auch schon Präparate für Gelenks- und Knorpelaufbau auf pflanzlicher Basis.

Wie bei allen diesen komplementär d.h. ergänzend einzusetzenden Mitteln, kommt es auf die Verfügbarkeit und den Prozentanteil der Wirkstoffe in diesen Kapseln an. Präparate mit zu geringer Dosierung schmälern nur Ihre Geldbörse und entfalten zumeist nicht die versprochenen Wirkungen. Mittlerweile gibt es aber seriöse Studien, die die

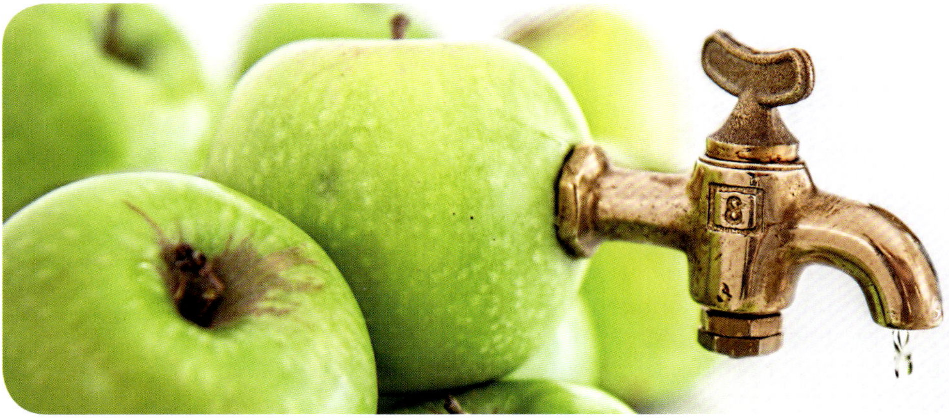

Wirksamkeit dieser als Nahrungsergänzungsmittel angebotenen Präparate belegen.

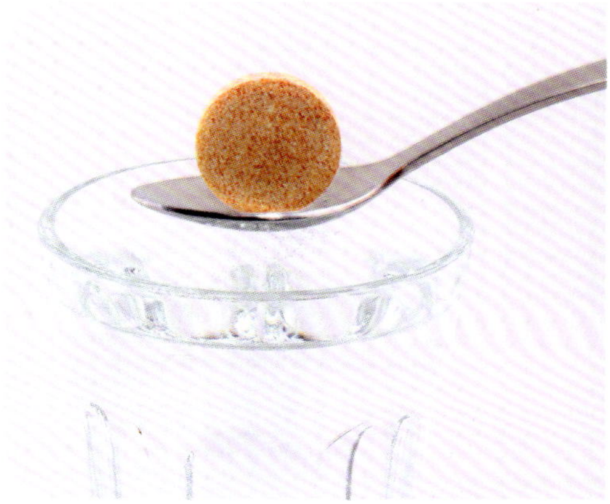

Seriöse Produkte werden hierbei über den Facharzt oder mit entsprechender Beratung über den Apotheker angeboten. Vorsicht ist vor allem bei Billigprodukten im Supermarkt, in Drogeriemärkten und Angeboten aus dem Internet geboten. Überprüfungen der Arzneimittelaufsicht und der Zulassungsbehörden haben ergeben, dass ein hoher Prozentsatz der im Internet als Medikamente oder Nahrungsergänzungsmittel angebotenen Substanzen bestenfalls wirkungslos, wenn nicht sogar gesundheitsschädlich waren.

Die gezielte Zufuhr von richtig kombinierten und dosierten Knorpelnährstoffen kann der Erhaltung und Regeneration der Knorpelstruktur bei Arthrosen, Verletzungen etc. dienen. Diese Mittel sollten jedoch nur im Rahmen einer ärztlichen Therapie verwendet werden, in Zusammenhang mit Bewegung, Physiotherapie und anderen orthopädischen Maßnahmen.

Viele Sportler, die auch mit den in diesem Buch beschriebenen Krankheitsbildern zu kämpfen haben, vertrauen sehr oft Ratschlägen von Trainingskollegen, dem Fitnesstrainer im Studio oder greifen im schlimmsten Fall sogar zu leistungssteigernden Präparaten, die unter den Überbegriff Doping fallen. Im Spitzensport werden viele dieser Medikamente – und das nur unter strenger ärztlicher Kontrolle – eingesetzt. Für den Normal- und Hobbysportler sollten viele dieser hochwirksamen aber auch mit entsprechenden Nebenwirkungen behafteten Mittel absolut tabu sein. Auf jeden Fall gehören die meisten dieser Präparate mit Ihrem behandelnden Arzt abgesprochen, da diese unter die Kategorie der verschreibungspflichtigen Medikamente fallen und nicht zu den Nahrungsergänzungsmitteln.

Erschreckend sind in diesem Zusammenhang Befragungen und Testungen von Hobbyläufern, die erstmalig einen Marathonlauf bestritten

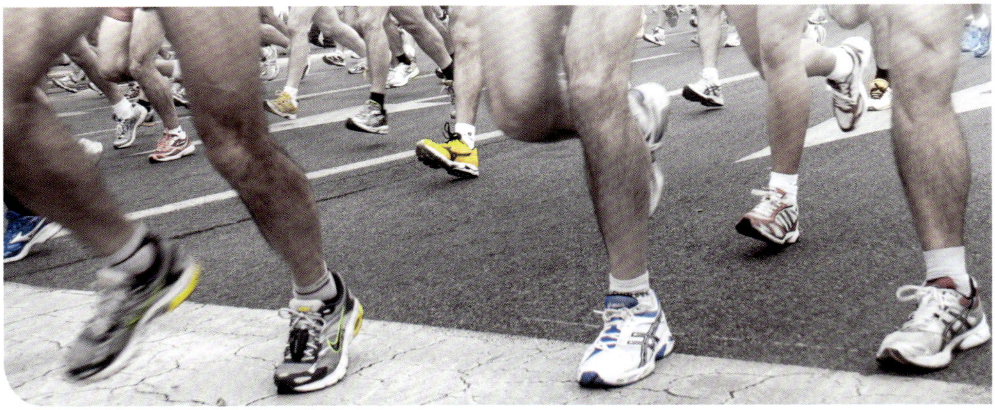

hatten. Rund 35 Prozent nahmen verschreibungspflichtige Medikamente oder Substanzen ein, die auf der Antidopingliste der Weltdopingagentur stehen! Die Dunkelziffer dürfte wahrscheinlich noch viel höher sein. Damit kehrt sich die gesundheitliche Wirkung von Sport ins Gegenteil um.

Hyaluronsäure

Hyaluronsäure ist einer der Bestandteile der Gelenkflüssigkeit und wird sowohl in Spritzenform als auch in unterschiedlichsten Zusammensetzungen in den Nahrungsergänzungsmitteln verabreicht. Hyaluronsäure ist biochemisch betrachtet ein Polysaccharid, das die körpereigene Produktion dieser Säure anregt und bis in die betroffenen Gelenke gelangt, wo es einerseits entzündungshemmend wirkt, andererseits aber auch den Regenerationsprozess des Knorpels positiv beeinflusst.

Glukosamin, Chondroitin

Glukosamin, Chondroitin und Kollagen sind die wichtigsten Bestandteile und Grundbausteine unserer Knochen, Sehnen und Bänder. Es ist kann daher sinnvoll sein, diese Gelenksnährstoffe beim Wiederaufbau nach Verletzungen in ausreichender Dosierung dem Körper über Nahrungsergänzungsmittel anzubieten.

Glukosamin kann in den Knorpel eingebaut werden und wirkt darüber hinaus auch noch schmerzlindernd und entzündungshemmend – alles Eigenschaften, die bei akuten oder chronischen Gelenks- und Knorpelbeschwerden hilfreich sein können. Studien belegen die knorpelaufbauende Wirkung bei schweren Arthrosen (Abnutzungen) der Gelenke.

Chondroitin unterstützt die Wirkung von Glukosamin und dient als Wasserspeicher im Knorpel, womit sich die Stoßdämpferwirkung des Knorpels verbessert. Viele dieser Präparate enthalten daher diese beiden sich ergänzenden Wirkstoffe. Studien belegen die regenerative Wirkung von Chondroitin bei der Wiederherstellung geschädigter Knorpel.

Beide Wirkstoffe haben auch bei längerer Anwendung kaum Nebenwirkungen und Kontraindikationen, gehören aber bei einer Therapie in die Hände von Ärzten, welche die Verwendung dieser Nahrungsergänzungsmittel mit der medikamentösen Behandlung abstimmen.

Kollagen

Kollagen ist ein Strukturprotein, das in Haut, Haaren, Knochen und Knorpeln vorkommt. Diese Eiweißverbindungen kommen in tierischem Eiweiß vor, können aber auch über Nahrungsergänzungsmittel in Kombination mit den oben beschriebenen Wirkstoffen substituiert werden.

Vitamin E und Vitamin C

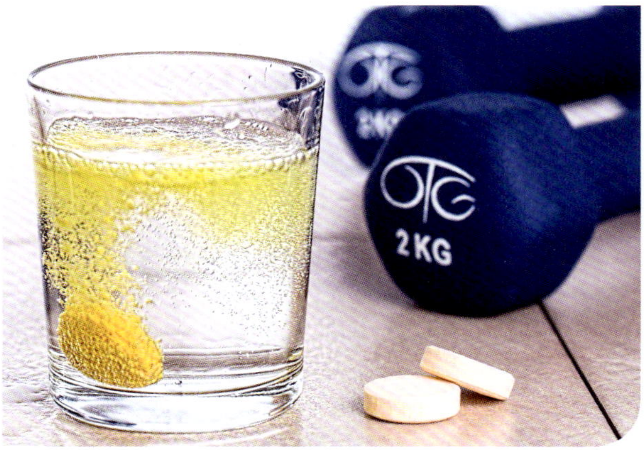

Auch diesen beiden Vitaminen wird eine entzündungshemmende Wirkung bei Gelenks- und Knorpelbeschwerden zugeschrieben. Freie Radikale, welche in den Gelenken zu Entzündungen und Zerstörungen führen, werden durch Vitamin E und Vitamin C unschädlich gemacht, und die gelenks- und knorpelzerstörenden Entzündungsprozesse werden verzögert und gestoppt. Diese beiden Vitamine sind daher in den meisten Nahrungsergänzungsmitteln für Gelenks- und Knorpelbeschwerden ebenfalls enthalten.

Calcium

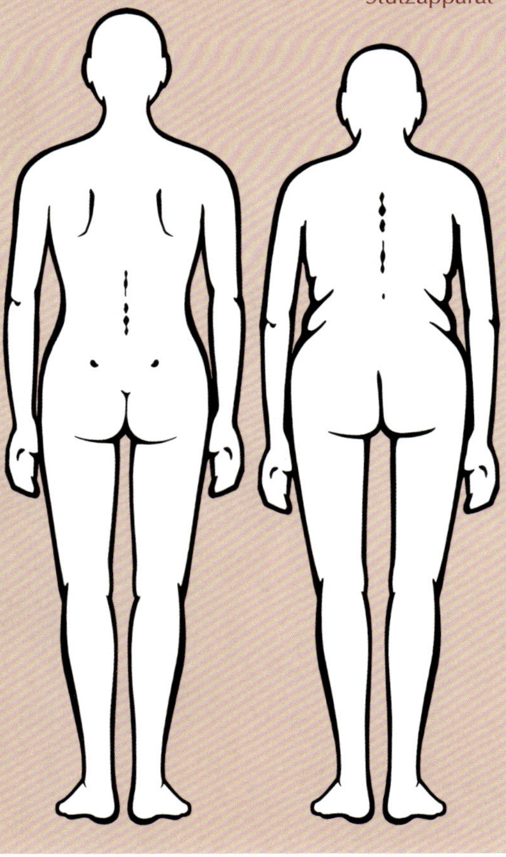
Die Auswirkung von Osteoporose auf den Stützapparat

Bei Knochenschwund (Osteoporose), einem übermäßigen Abbau der Knochensubstanz, der zu vermehrten Brüchen der Knochen führen kann, wird Calcium in Verbindung mit Vitamin D als Ergänzung zur medikamentösen Behandlung empfohlen. Gerade mit zunehmendem Alter gelangt die Osteoporose mit ihren fatalen Folgen für den Stützapparat und die Gelenke immer stärker in den Fokus.

Kapitel 6

Übungen von Hannes Steinwender, BSc

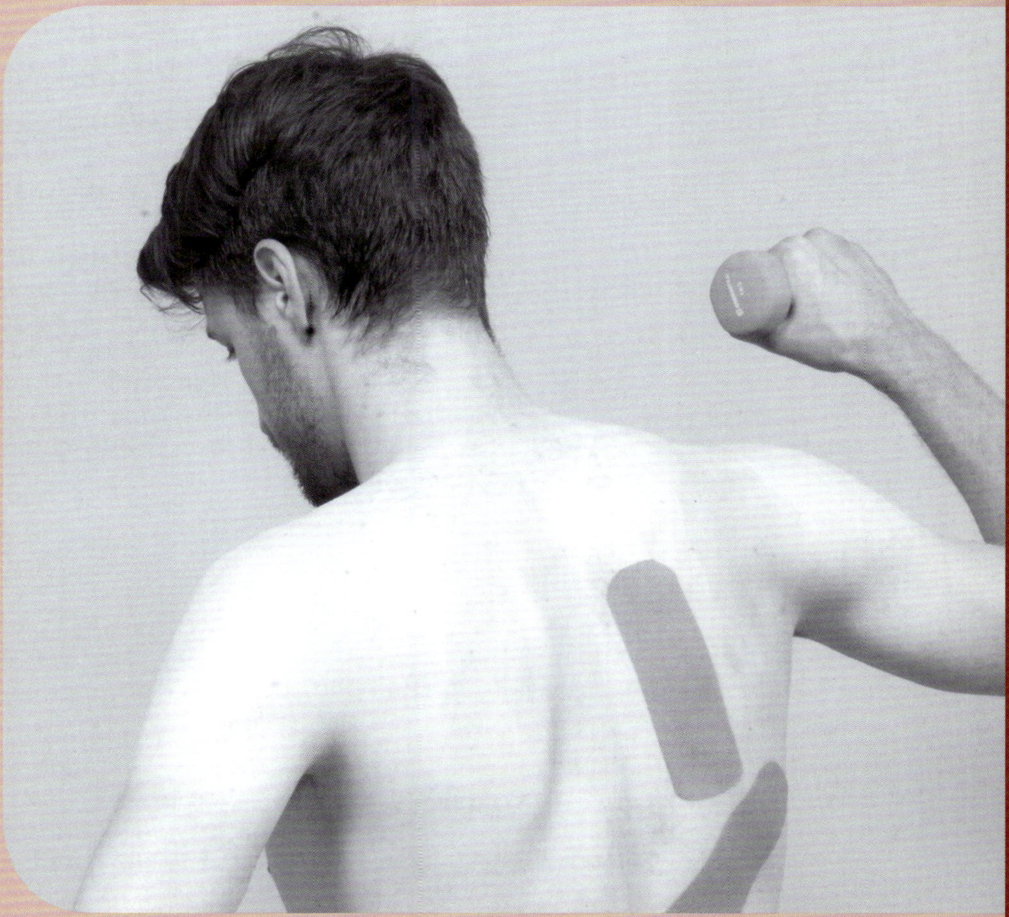

Achtung

Diese Aufbauübungen sollten unbedingt mit dem behandelnden Arzt abgestimmt werden. Je nach der zugrundeliegenden Verletzung oder den Ursachen der Schmerzen können nämlich bestimmte Übungen durchaus auch zu einer Verschlimmerung der Schulterbeschwerden führen.

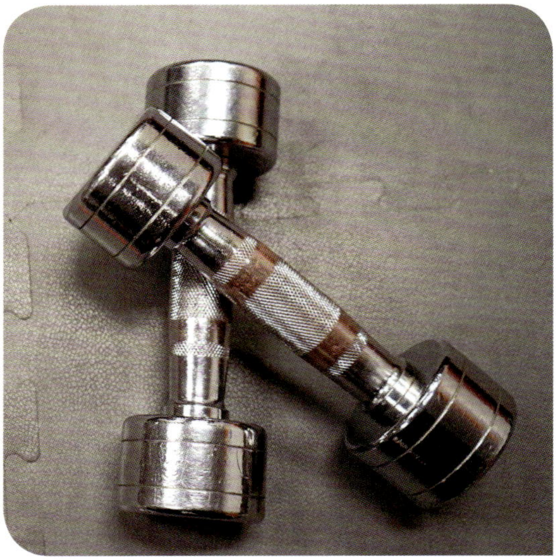

Es ist jedoch unbestritten, dass der Patient selbst durch gezielte Übungen sowie durch das Vermeiden bestimmter Bewegungen sehr viel dazu beitragen kann, seine Schulterschmerzen zu lindern bzw. möglichst rasch wieder loszuwerden. Aber wie bei so vielen Dingen, so geht es auch hier um die **Regelmäßigkeit und das Überwinden des inneren Schweinehundes**. Einmalige Übungen bringen keine nachhaltigen Effekte; nur **regelmäßiges Training zum Aufbau und Dehnen der verspannten Muskulatur führen zu den gewünschten Erfolgen.**

Wichtiger Tipp

Einige der nachfolgenden Übungen werden mit einem Theraband durchgeführt, das beispielsweise in Hüfthöhe oder über dem Kopf befestigt werden muss. Dazu folgender praktischer Tipp:

In der Mitte des Therabandes einen dicken Stift (Markierstift, Edding, dicker Kugelschreiber o.Ä.) hineingeben und überschlagen. Das Theraband mit dem Stift über der Tür bzw. seitlich (je nach Übung) einhängen. Die Türe schließen, somit verklemmt sich das Theraband automatisch zwischen Tür und Rahmen.

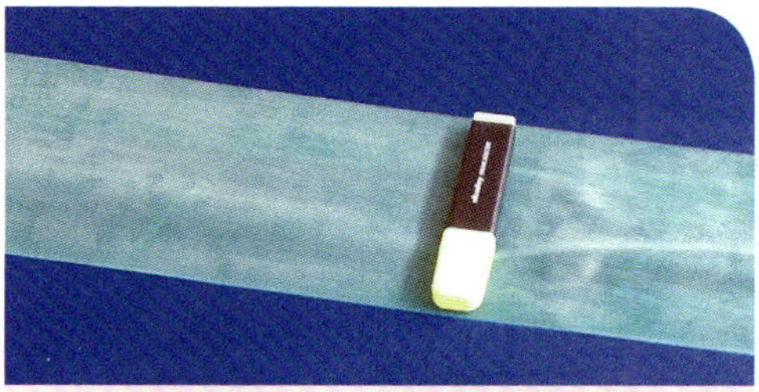

Der Stift wird mittig auf das Band gelegt.

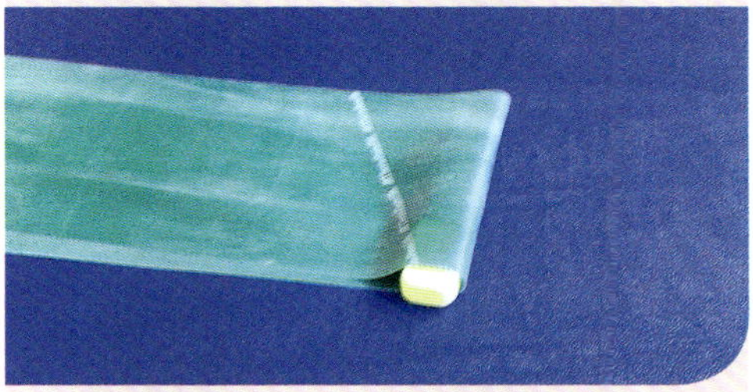

Das Band wird über den Stift gefaltet.

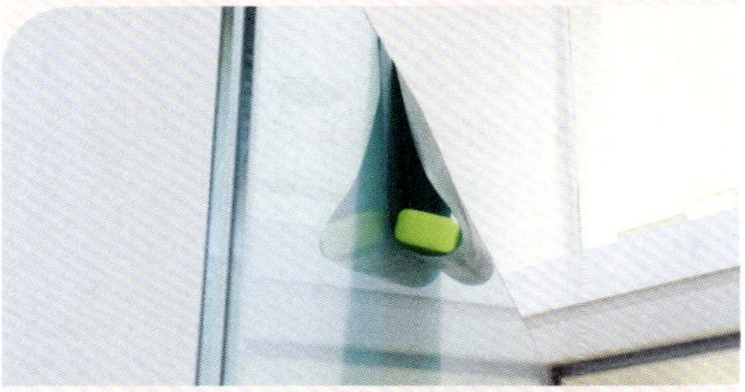

Die Mitte wird über einer Tür positioniert.

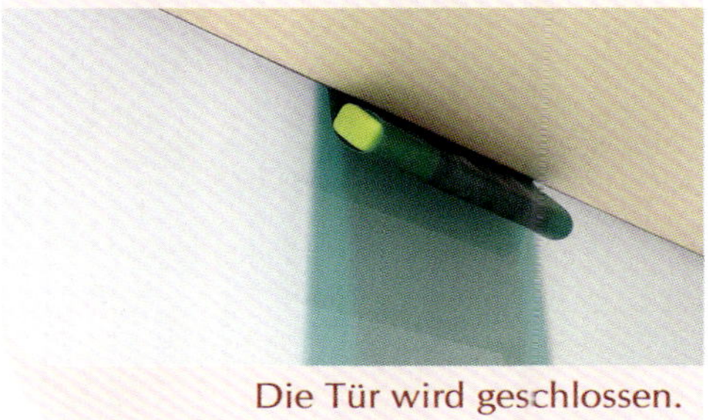

Die Tür wird geschlossen.

Alternativ kann man in der Mitte des Therabandes einen Knoten machen und diesen zwischen Tür und Rahmen einklemmen. Allerdings verliert das Band durch das ständige Verknoten und Wiederlösen an Haltbarkeit.

Alternative Variante:

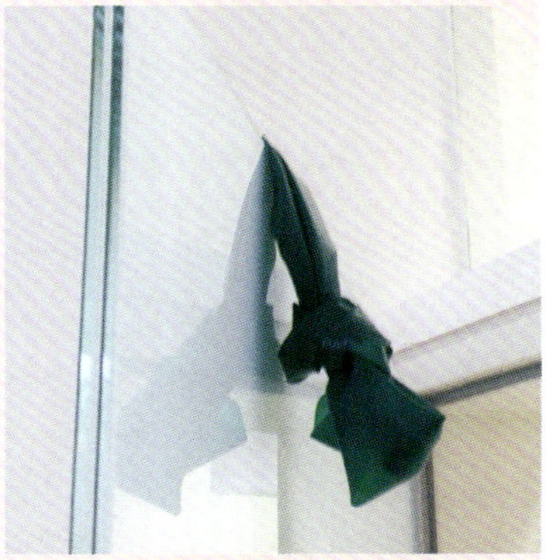

Das Band wird mittig geknotet.

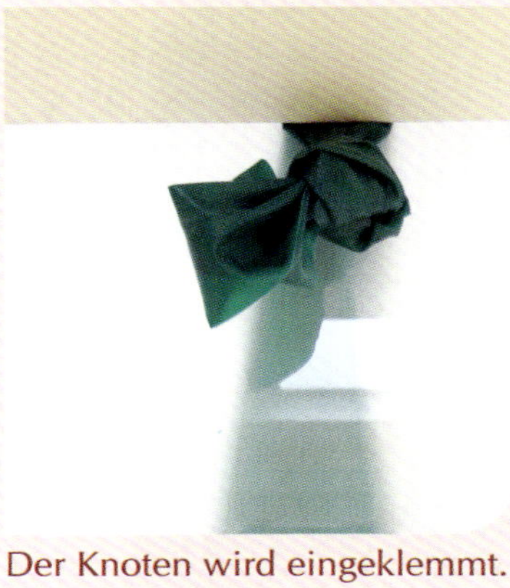

Der Knoten wird eingeklemmt.

Allgemeine Übungen zur Steigerung der Beweglichkeit

Übung 1

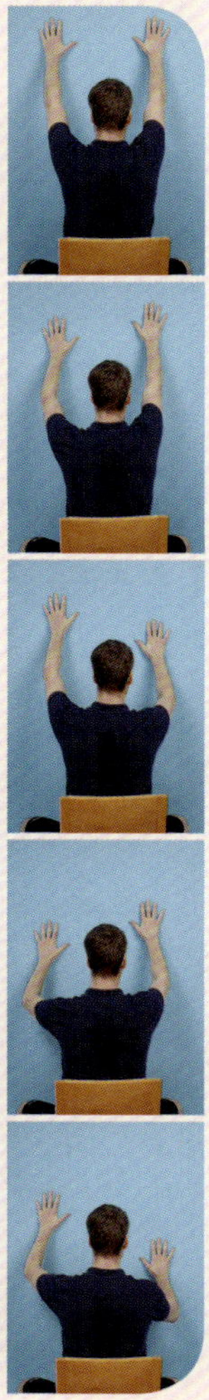

„Der Gecko“

Ausgangsstellung: Nehmen Sie auf einem Stuhl vor einer Wand Platz (oder stellen Sie sich vor eine Wand), die Hände werden gegen die Wand gedrückt.

Sitzend (oder stehend) wechselweise mit den Händen an der Wand nach oben „krabbeln“, soweit es die Schulterbeweglichkeit zulässt.

Achtung: Grobe Ausweichbewegungen aus dem Schultergürtel sind zu vermeiden. Ein leichtes Ziehen bzw. ein Dehngefühl im Gelenk darf aber entstehen.

Die Übung mehrmals täglich in den Tagesablauf integrieren und jeweils 5- bis 10-mal wiederholen.

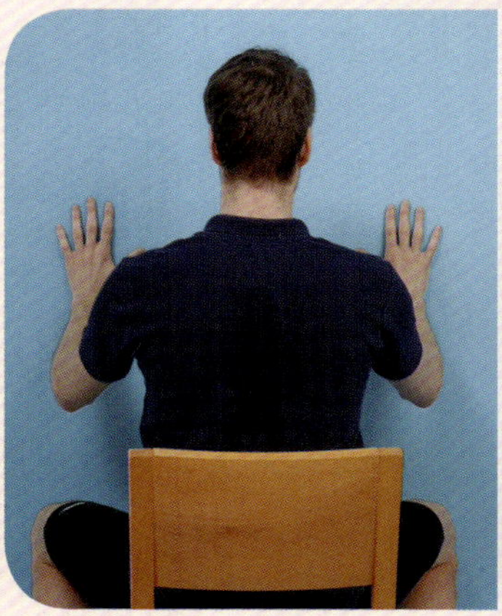

Übung 2

Schulter-Pendeln

Ausgangsstellung: Leichte Grätschstellung, eine Hand wird auf einem Stuhl abgestützt.

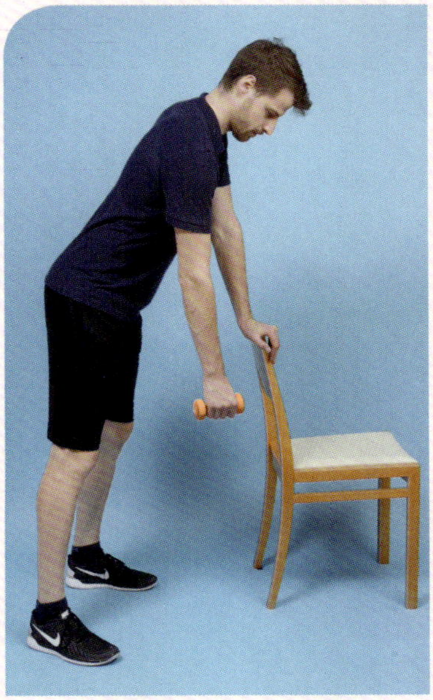

Der Oberkörper ist leicht nach vorne geneigt. Eventuell hält man noch ein leichtes Gewicht in der pendelnden Hand. Mit geringem körperlichen/muskulären Aufwand den hängenden Arm in alle Richtungen pendeln lassen.

Die Übung der Wahl bei Schulterschmerzen.

Steigert die Produktion der Gelenkflüssigkeit.

Auch diese Übung mehrmals täglich in den Tagesablauf integrieren und 3- bis 5-mal ca. für 30 Sekunden auspendeln.

Bei beidseitigen Schulterschmerzen Pendel- und Stützhand immer wieder wechseln.

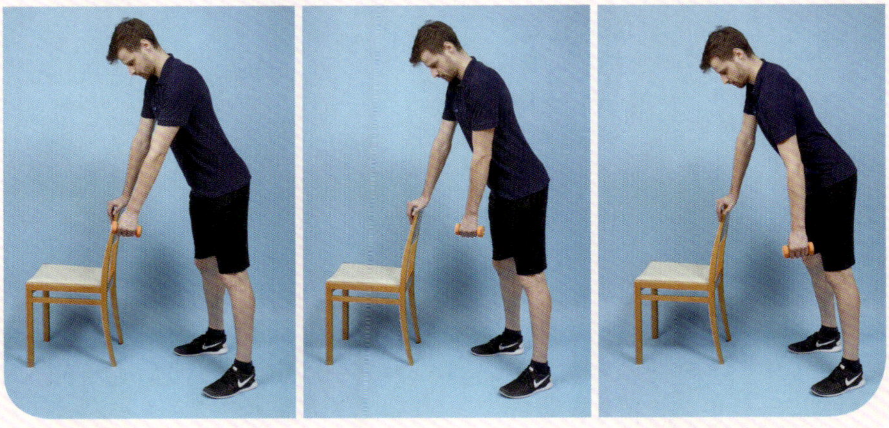

Übung 3

Außenrotation

Drehbewegung nach außen aus Normalstellung
(3 Stellungen)

Ausgangsstellung: Aufrecht auf einem Stuhl sitzen. Arme am Körper angelegt. Die Handflächen sind nach oben gedreht.

Die Unterarme werden nach außen gedreht. Die Oberarme bleiben dabei am Körper.

Bewegungsübung zur Steigerung der Beweglichkeit in der Drehebene.

5 Serien zu je 10 Wiederholungen mehrmals täglich im Verlauf des Tages. Serienpause: 30 Sekunden.

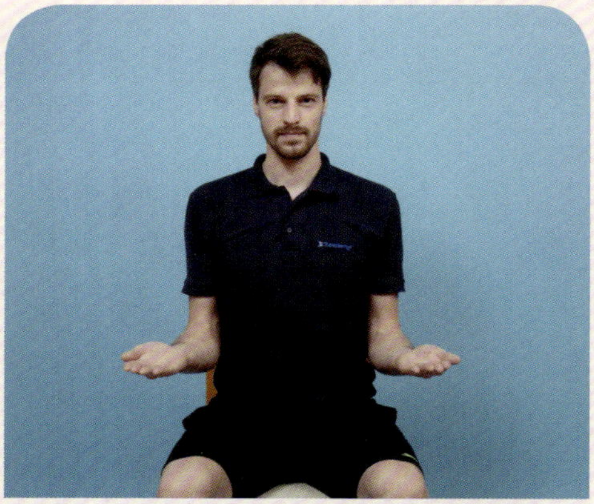

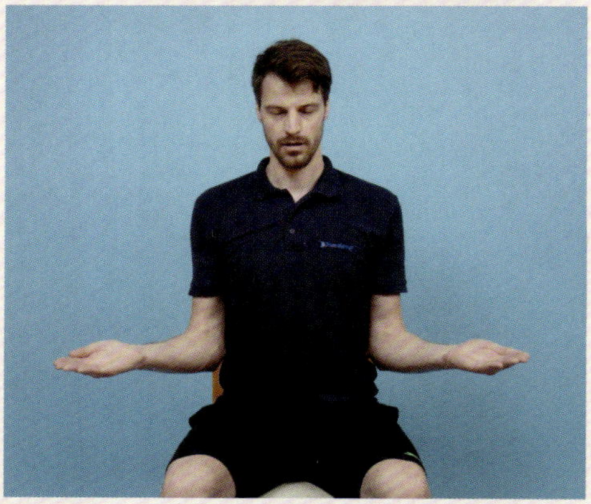

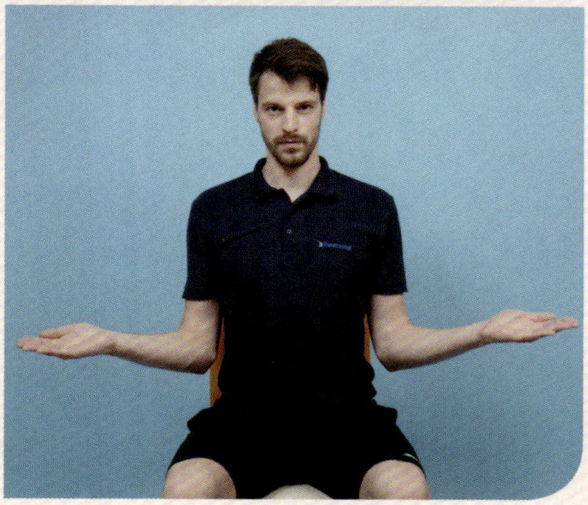

Übung 4

Seitliche Dehnung mit Ball

Ausgangsstellung: Aufrecht kniend am Boden. Eine Hand ruht auf einem Gymnastikball.

Der Ball wird durch seitliche Bewegung vom Körper hin und her bewegt. Die Schulter- und Nackenregion bleiben dabei in möglichst stabiler Lage.

Bewegungsübung zur Steigerung der Mobilität bei der seitlichen Abspreizbewegung vom Körper. Wenn es der Schmerz zulässt, dabei einen leichten Stützdruck auf den Ball ausüben, was der Zentrierung des Oberarmkopfes in der Pfanne dient.

5 Serien zu je 10 Wiederholungen mehrmals täglich im Verlauf des Tages. Dazwischen jeweils 30 Sekunden auslockern.

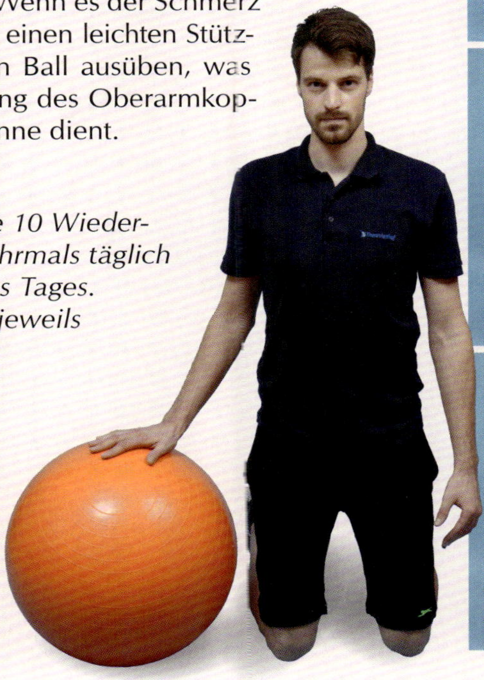

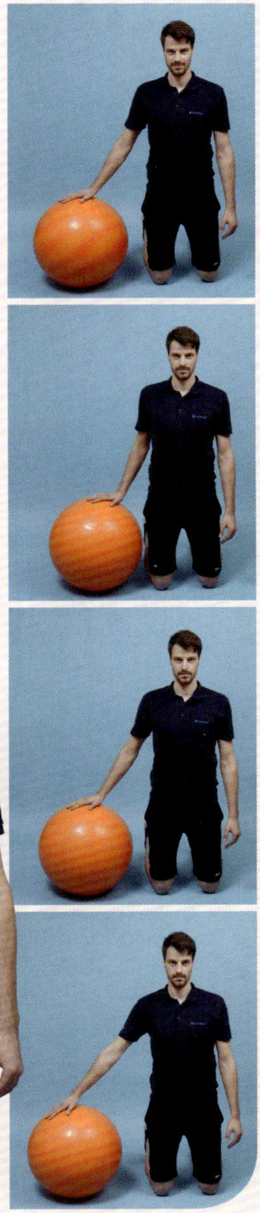

Übung 4a

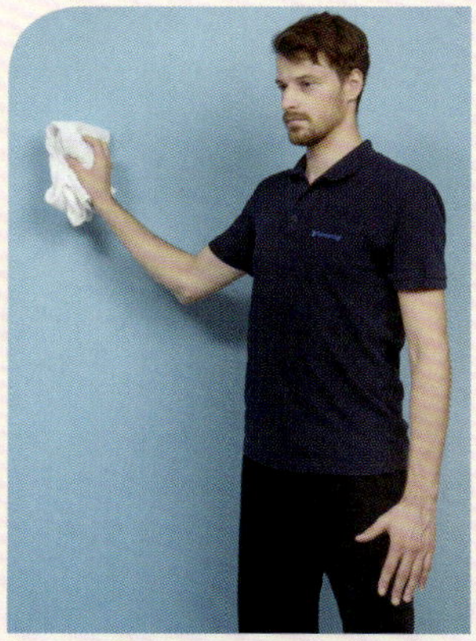

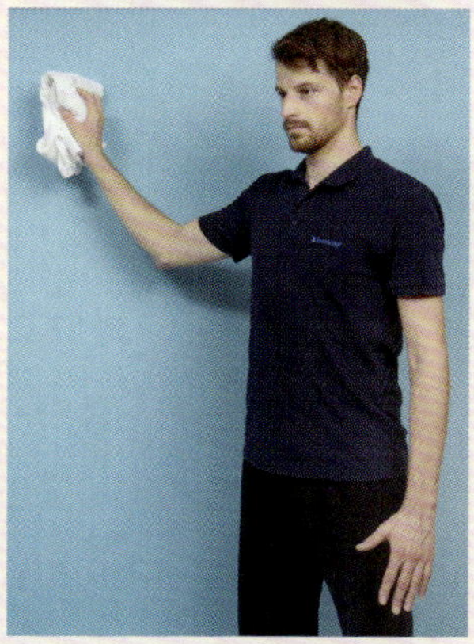

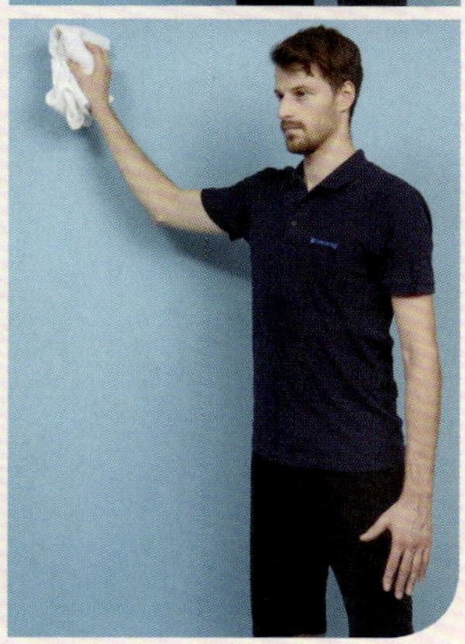

Alternative: Seitliche Dehnung mit Handtuch

Ausgangsstellung: Stehend mit einer Hand abgestützt an einer glatten Wand. Damit die Hand besser bewegt werden kann, wird ein Handtuch zwischen Wand und Hand geklemmt.

Mit der Hand die Wand von Hüft- bis Kopfhöhe leicht auf- und abfahren.

Übung zur Steigerung der Mobilitätbei der seitlichen Abspreizbewegung vom Körper. Wenn möglich, während der Bewegung mit dem Arm leicht gegen die Wand drücken, was der Zentrierung der Gelenkspartner dient.

5 Serien zu 10 Wiederholungen mehrmals täglich durchführen. Zwischen den Durchgängen 30 Sekunden auslockern.

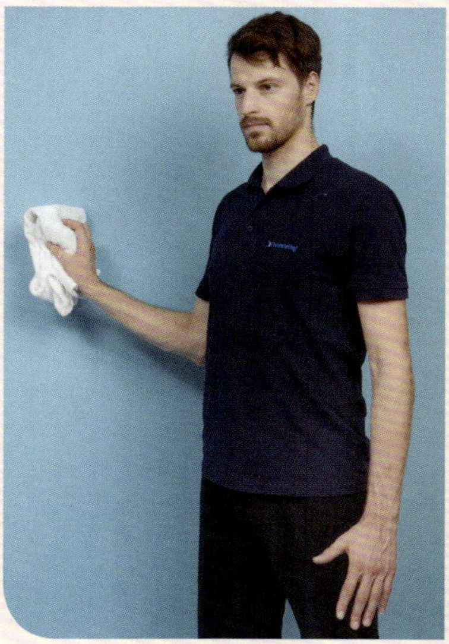

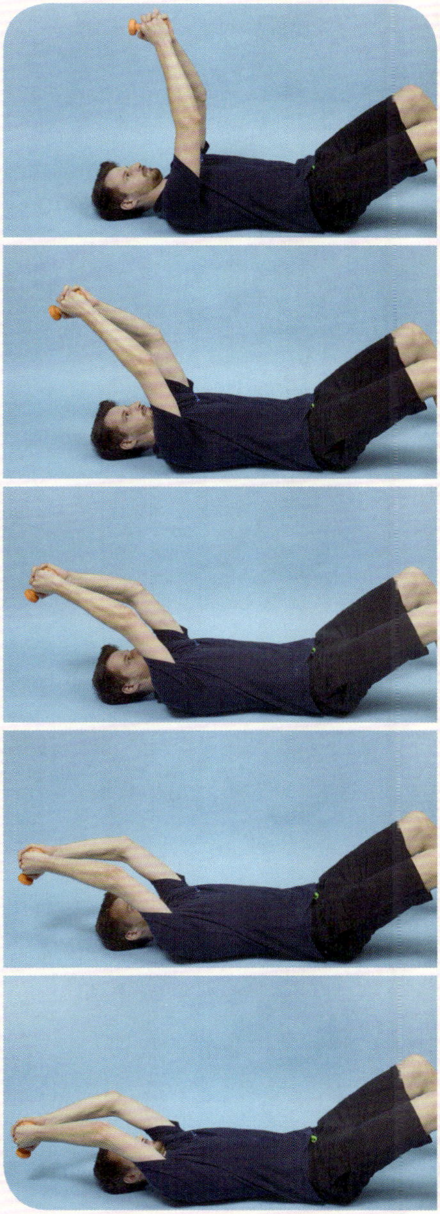

Übung 5

„Der Überzieher“ (mit Hantel)

Ausgangsstellung: Rückenlage, die Beine sind dabei leicht angewinkelt. Die Hände werden in einem 90°-Winkel nach oben gestreckt.

Die Schulterblätter sind durch das Liegen am Boden automatisch stabilisiert. Eventuell mit einem kleinen Gewicht von 1 bis 3 kg (klein beginnen, dann steigern), das von beiden Händen umfasst wird, die Arme über den Kopf nach hinten bewegen und anschließend wieder oberhalb des Kopfes ins senkrechte Lot bringen.

Am Ende der Bewegung darf ein Dehngefühl im Achselbereich auftreten, jedoch kein Schmerz.

Übung zur Steigerung der Elevationsbeweglichkeit in Rückenlage.

Die Übung kann ebenso mehrmals täglich in den Tagesablauf integriert werden.

5 Serien, jeweils 10-mal wiederholen.
Serienpause: 30 Sekunden.

Kräftigungsübungen

Übung 1

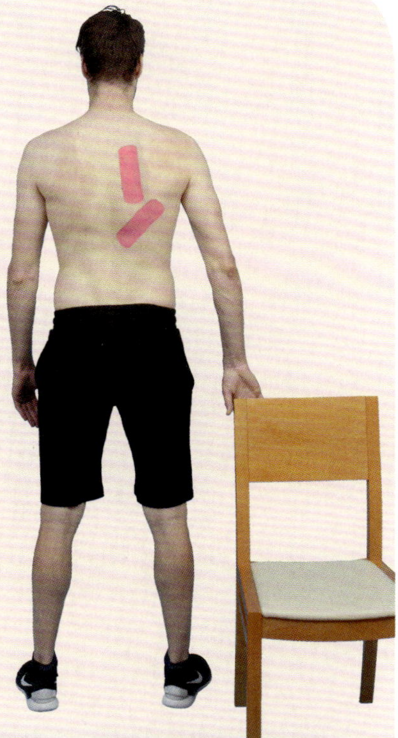

Paddeln im Stehen

Ausgangstellung: Leichter Grätschstand. Eine Hand drückt nach hinten an eine Stuhllehne oder einen Tisch. Die Arme hängen nach unten.

Die Handfläche drückt wie ein Paddel gegen den Stuhl bzw. Tisch nach hinten. Der Druck kann 2 bis 3 Sekunden gehalten werden, dann lösen.

Diese Übung steht am Anfang der Schultergürtel-Stabilisation.

5 Serien mit jeweils 10 bis 15 Wiederholungen. Serienpause: 30 Sekunden.

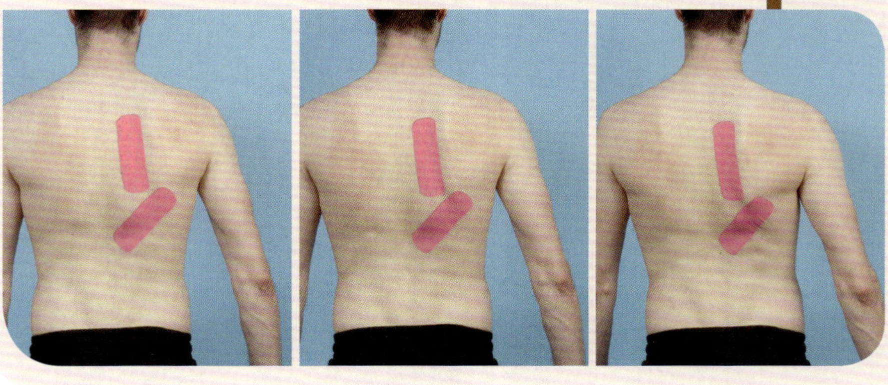

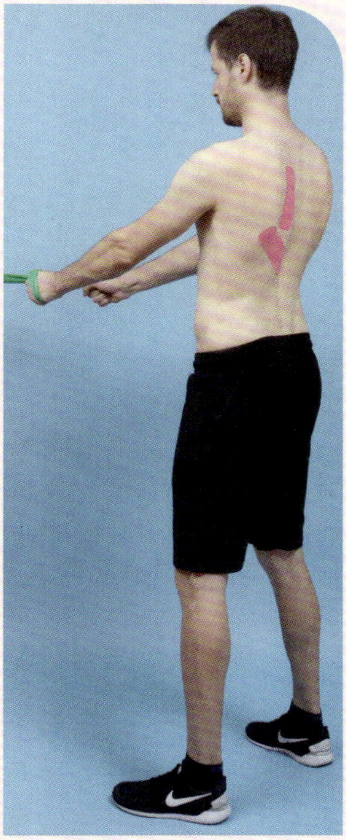

Übung 2

Rudern mit Theraband

Ausgangsstellung: Stehend in leichtem Grätschstand oder sitzend auf einem Stuhl. Die Hände halten je ein Ende des Therabandes, welches auf Höhe der Körpermitte (z.B. an einer Türklinke oder an einem Geländer) befestigt ist.

Sitzend oder stehend ruderartig das Theraband körpernahe gerade nach hinten ziehen. Die Kombination mit einer Drehbewegung der Unterarme nach außen ist möglich. Voraussetzung hierfür ist die Schmerzfreiheit der Schulter.

Der Rumpf muss bei der Übung stabil bleiben.

3 bis 5 Serien zu 10 bis 15 Wiederholungen.
Serienpause: 30 Sekunden.

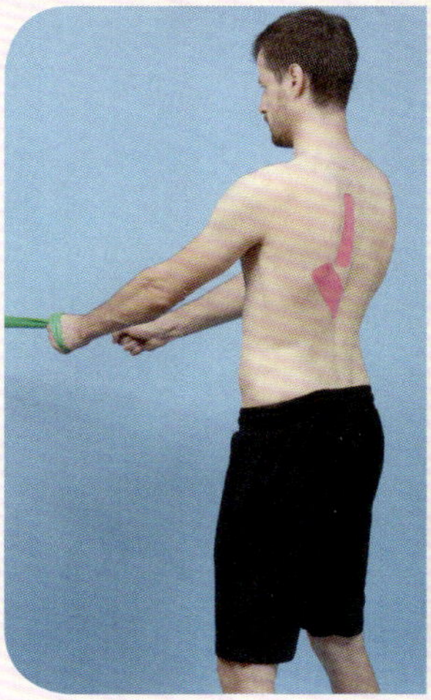

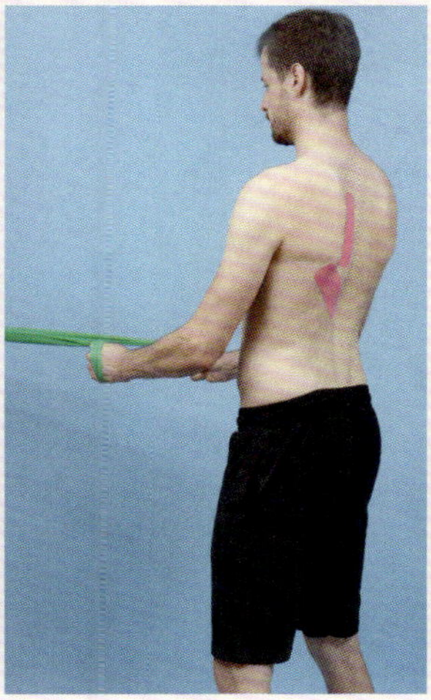

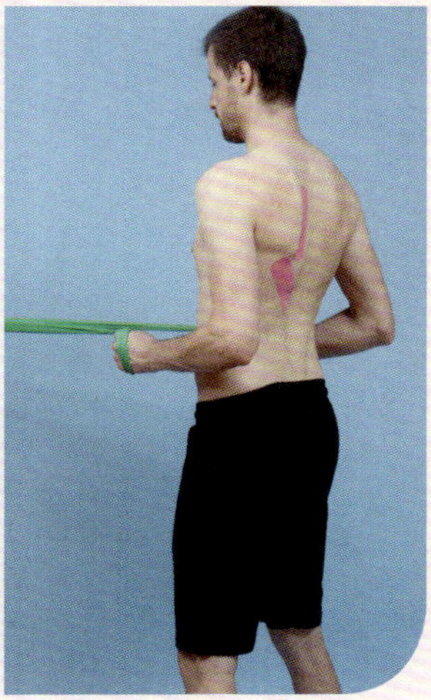

Übung 3

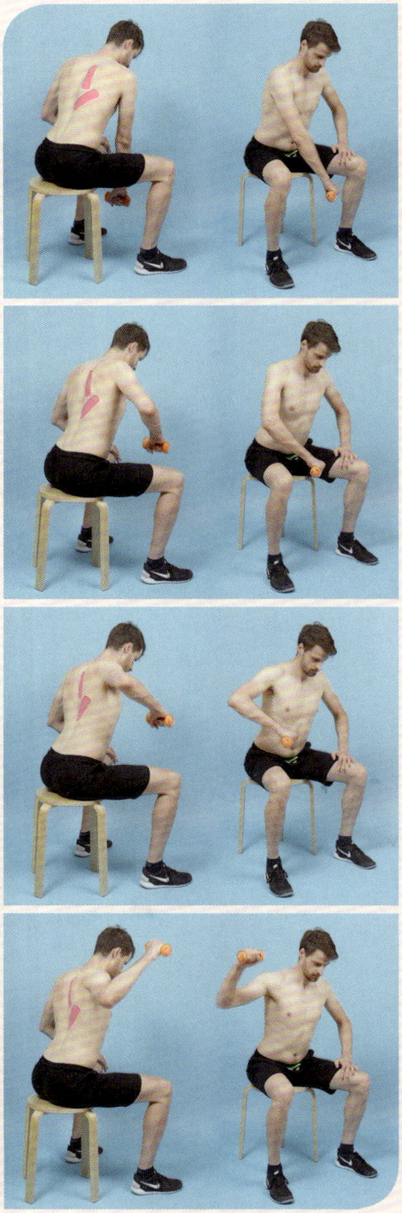

„Den Rasenmäher starten“

Ausgangsstellung: Sitzend auf einem Stuhl oder Hocker mit leicht nach vorne geneigtem Oberkörper.

Der Arm wird vom gegenüberliegenden Knie zur betroffenen Schulter nach hinten oben gezogen. Der Ellbogen sollte dabei stets hinter der Schulter bleiben.

Eventuell ein Zusatzgewicht verwenden (0,5 bis 3 kg oder mehr).

3 bis 5 Serien zu 10 bis 15 Wiederholungen. Serienpause: 30 Sekunden.

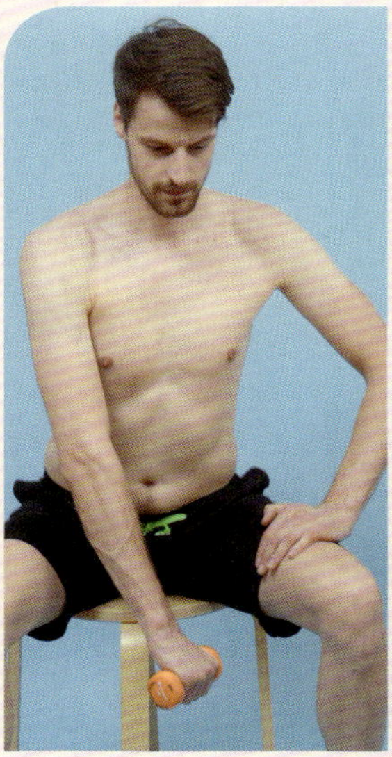

Übung 4

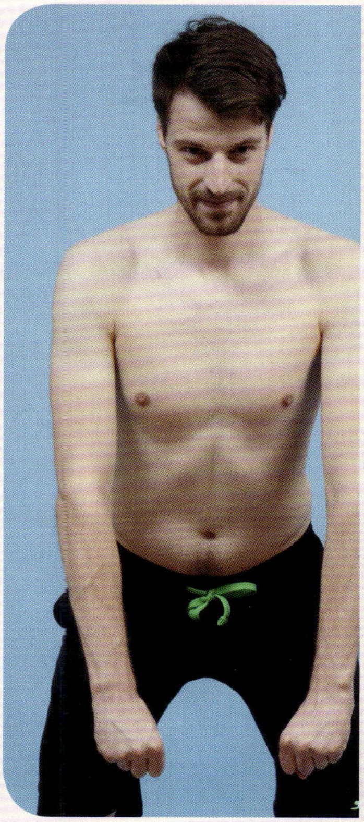

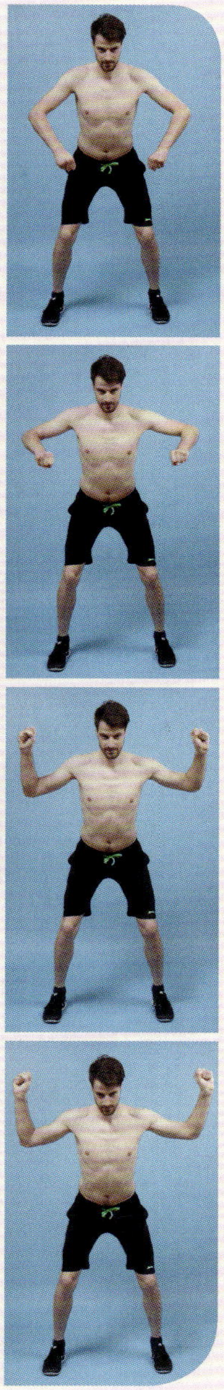

„Der Räuber“

(Geldsäcke auf den Rücken heben)

Ausgangsstellung:
Sitzend oder stehend in leichter Grätschhaltung. Der Oberkörper ist leicht vorgebeugt, die Arme hängen herab.

Die Übung wird rechts und links symmetrisch ausgeführt. Arme nach hinten führen, in der Hebebewegung die Ellbogen/Unterarme nach außen drehen, bis die Hände auf Höhe der Schulter kommen.

Eventuell Zusatzgewichte verwenden (1 bis 3 kg pro Hand).

Diese Übung eignet sich sehr gut zum Training der Nackenmuskulatur.

3 bis 5 Serien zu 10 bis 15 Wiederholungen.
Serienpause: 30 Sekunden.

Übung 5

Armheben in Bauchlage

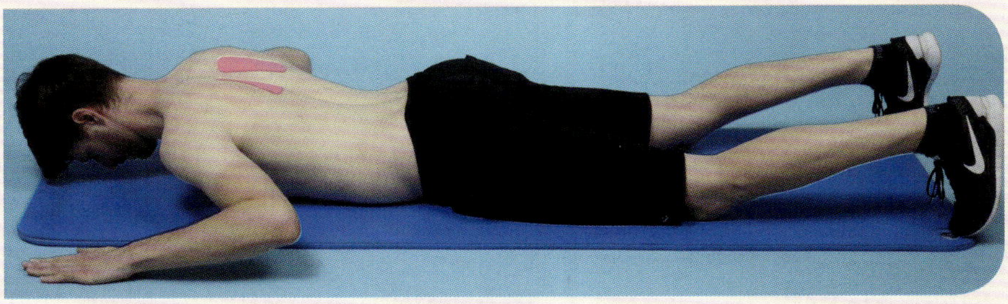

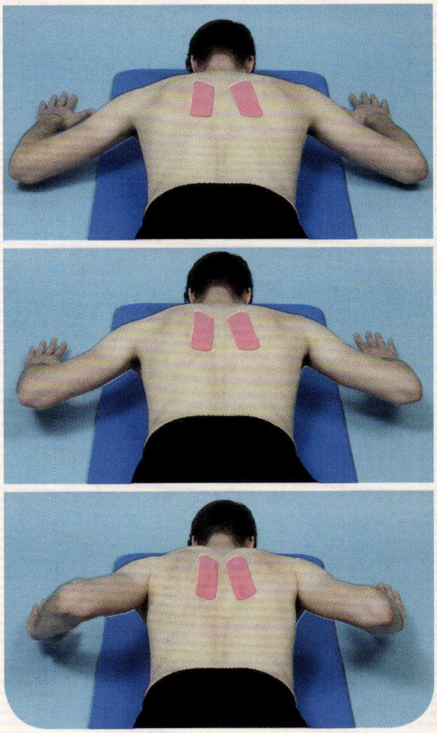

Armstellung wie Engelsflügel (Schulterblätter zusammenziehen)

Ausgangsstellung: Körper in Bauchlage auf einer Matte, Arme angewinkelt, Kopf ist in Verlängerung der Wirbelsäule, jedoch nicht überstreckt.

Bei der Übung wird versucht, die Arme leicht zu machen und diese vom Boden (ein wenig) abzuheben. Ellbogen dabei gedanklich zusammenführen und die Schulterblätter zueinander bewegen. Wichtig ist eine langsame Durchführung dieser Übung.

Eventuell Zusatzgewichte (0,5 bis 2 kg) verwenden.

5 Serien mit je 10 Wiederholungen. Serienpause: 30 Sekunden

Übung 6

Innengleiter (Rückensmiley)

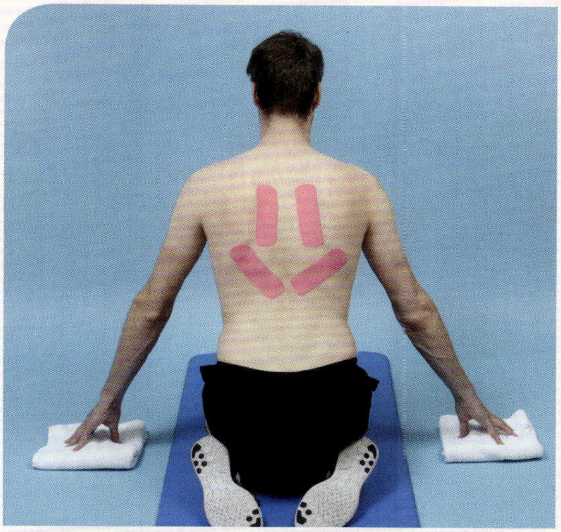

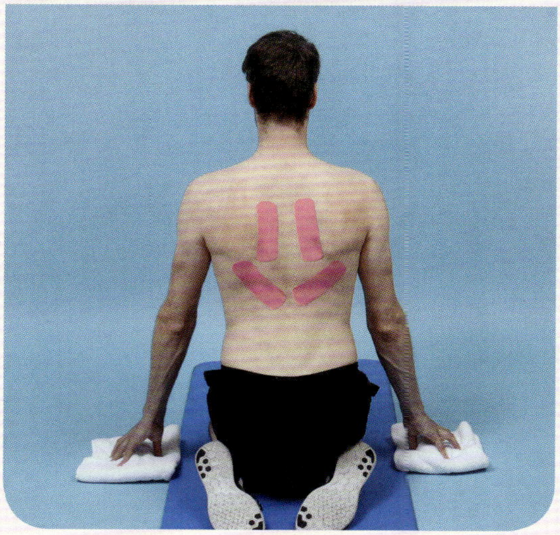

Ausgangsstellung: Fersensitz auf einer Matte, der Rumpf aufrecht bis leicht vorgeneigt, die Arme sind leicht abgespreizt, die Hände stützen sich auf Handtüchern ab.

Die Hände zum Körper nach hinten und gleichzeitig nach unten ziehen, dabei die Schulterblätter am Rumpf nach innen/unten bewegen, als wolle man die Hände „in die Gesäßtaschen stecken".

Variante:

Sollte der Fersensitz nicht möglich sein, kann die Übung sitzend auf einer Bank, Liege, einem Sofa etc. ausgeführt werden.

5 Serien zu 10 Wiederholungen. Serienpause: 30 Sekunden.

Übung 7

„Gebetsstellung“ als Vorstufe zum Vierfüßer

Ausgangsstellung: Fersensitz auf einer Matte, die Hände liegen am Boden auf Handtüchern.

Aus dieser Position sind folgende Bewegungen möglich: Gewichtsverlagerung rechts/links, vorne/hinten (Richtung Kopf/Gesäß), Bewegung aus der Brustwirbelsäule in Beugung/Streckung, Bewegung aus dem Schultergürtel vor/zurück, Miniatur-Liegestützbewegung.

Diese Übung dient zur Kräftigung der Schultergürtel-, Brust- und Armmuskulatur.

5 Serien, dabei 10 Positionswechsel (wie oben beschrieben). Pause: 30 bis 60 Sekunden.

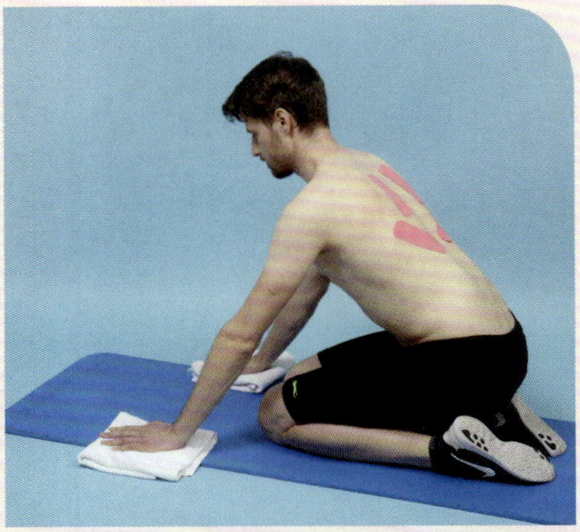

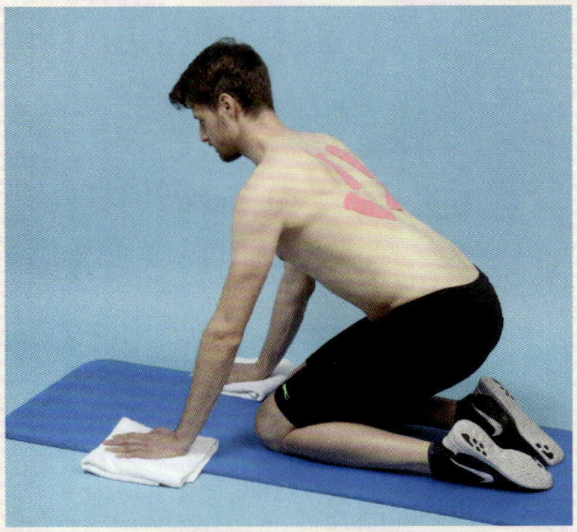

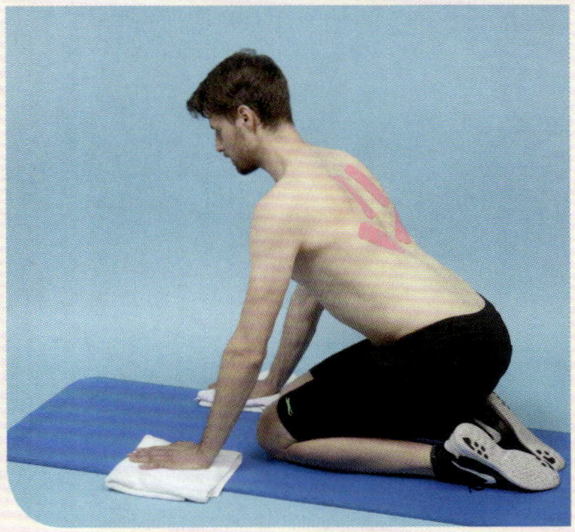

Übung 8

Vierfüßer (Rundrücken, Katzenbuckel)

Ausgangsstellung: Kniend auf einer Matte im Vierfüßerstand. Das Körpergewicht wird auf die vier Auflagepunkte (Hände/Knie) gleichmäßig verteilt.

Die Übung besteht aus 3 Teilen:

1. Gewichtsverlagerung vorne/hinten (Richtung Kopf bzw. Gesäß) oder Verlagerung rechts/links.
2. Bewegung aus der Brustwirbelsäule in Beugung bzw. Streckung (Rundrücken, Katzenbuckel).
3. Bewegung aus dem Schultergürtel vor und zurück, wechselweises Arm- und/oder Beinheben, beginnend mit kleiner Bewegung („Extremität wird leicht") bis zum Abheben in die Horizontale.

Diese Übung ist eine weitere Möglichkeit zur Kräftigung der Rumpf-/Schultergürtel-/Brust-/Arm-/Beinmuskulatur.

5 Serien, dabei 10 Positionswechsel (wie oben beschrieben). Pause: 30 bis 60 Sekunden.

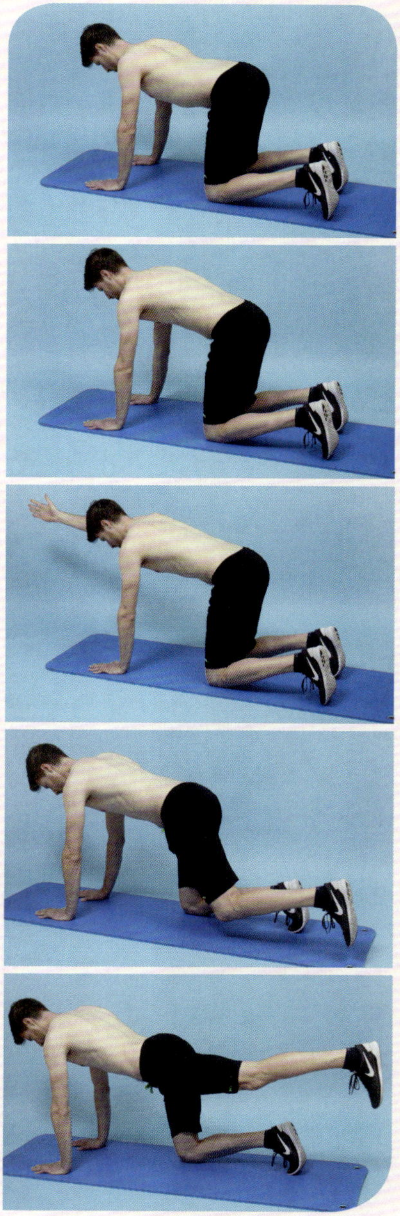

Übung 9

Wandstütz

mit (Gleit-)Bewegung hinauf und hinunter, beidseitig (Wallslide)

Ausgangsstellung: Kniend oder stehend vor einer glatten Wand (alternativ: eine geschlossene Tür). Die Hände drücken etwa auf Brusthöhe gegen die Wand bzw. Tür. Zwei Handtücher erleichtern die Auf- und Abwärtsbewegung.

Vor dem Körper werden die Hände entlang der Wand bzw. Tür nach oben und unten bewegt. Je weiter man von der Wand/Tür entfernt kniet oder steht, desto schwerer wird die Übung.

Diese Übung dient der Kräftigung der Schultergürtel-/Brust- und Bauchmuskulatur sowie der Rumpfstabilität.

5 Serien zu 10 je Wiederholungen. Serienpause: 30 Sekunden.

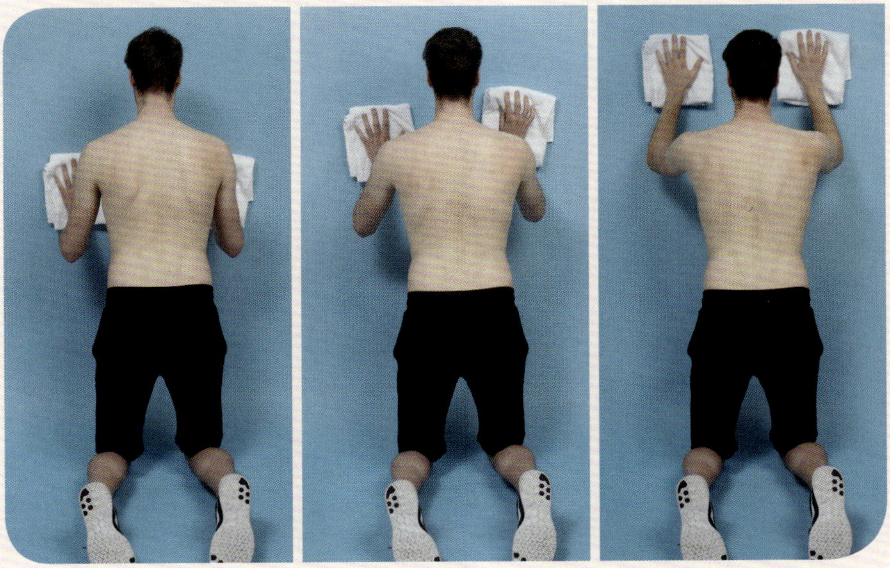

Übung 10

Seitstütz/ Ellbogenstütz

Ausgangsstellung: Seitlich neben einem Sessel kniend. Ein Unterarm ist auf der Sitzfläche des Sessels abgestützt.

Übungsausführung: zunächst statisch (Position halten), dann dynamisch, indem das Becken hoch bzw. tief bewegt wird.

Erleichterung: erhöht an Wand oder Tisch.
Erschwerung: am Boden.

Diese Übung dient der Kräftigung der Schultergürtel- und seitlichen Rumpfmuskulatur.

3 bis 5 Serien, 20 Sekunden halten (im Trainingsfortschritt bis zu 45 Sekunden/1 Minute steigern), dynamisch 5- bis 10-mal bewegen, Serienpause: 60 Sekunden.

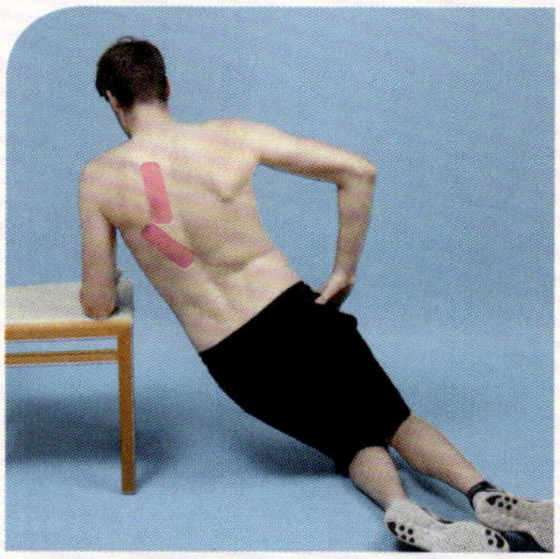

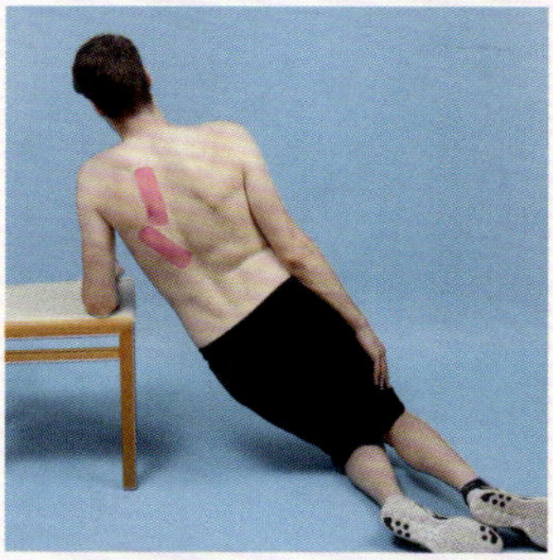

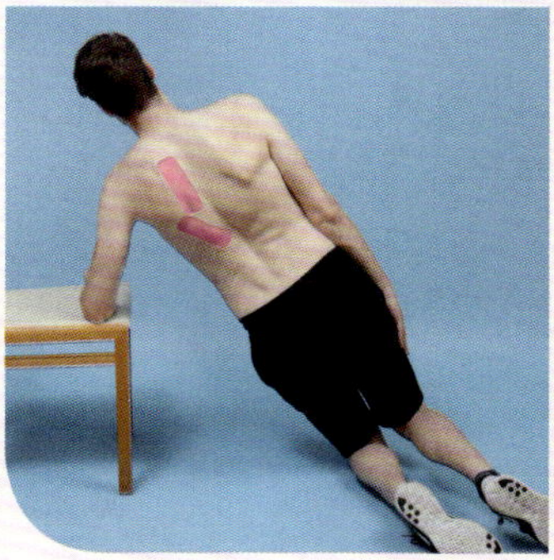

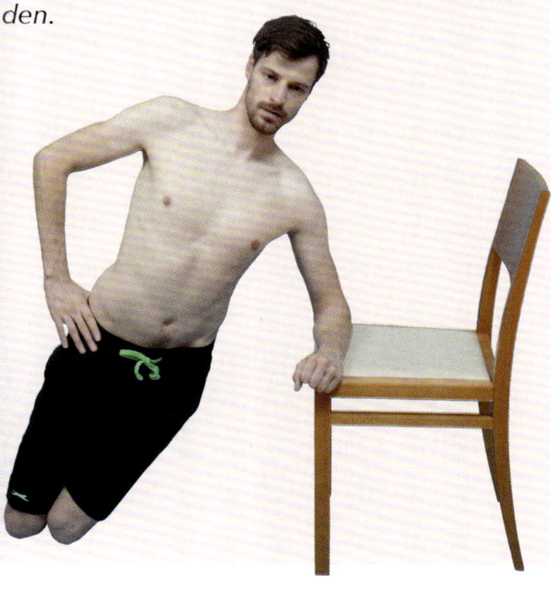

Übung 11

Stützübung Ellbogen-/Seitstütz am Boden

Ausgangsstellung: Kniend am Boden auf einer Matte. Ein Ellbogen ist seitlich am Boden abgestützt.

Halten der Spannung.

Variation: Beine abgewinkelt bzw. gestreckt.

Dient der Kräftigung der Schultergürtel- und der seitlichen Rumpfmuskulatur. Eine schwere Übung, da die volle Wirkung der Schwerkraft auf den Schultergürtel/Rumpf wirkt.

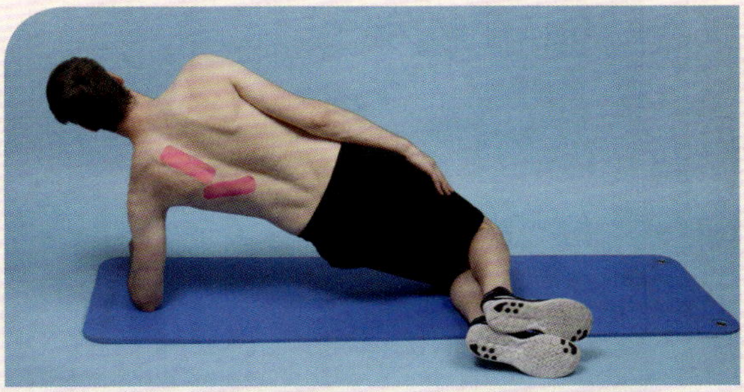

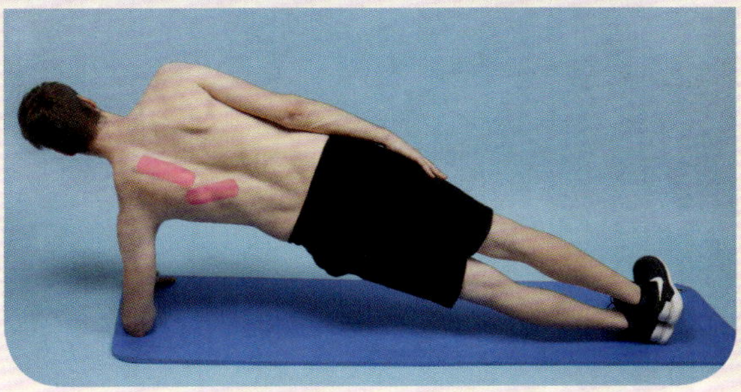

3 bis 5 Serien, 20 Sekunden halten (im Trainingsfortschritt), dynamisch 5- bis 10-mal bewegen, Serienpause: 60 Sekunden.

Übung 12

Liegestütz mit (Aufbau-)Varianten in verschiedenen Schweregraden

Ausgangsstellung: Je nach körperlicher Fitness beginnt man den Liegestütz entweder in hockender, kniender oder klassischer (gestreckter) Position.

Aufbaumöglichkeit zur Erleichterung: zunächst „Gebetsstellung“ bzw. Liegestütz aus dem Vierfüßer, dann in Knieliegestütz und zuletzt in klassischer Liegestützposition.

Variationen: Positionen halten, mal die Arme weiter oder dichter beieinander, die Beine erhöhen, einbeinig, eventuell auch noch einarmig.

Serien- und Wiederholungsanzahl sind je nach körperlicher Verfassung sehr variabel, zumindest aber 3 bis 5 Serien zu je 10 Wiederholungen. Serienpause: 60 Sekunden.

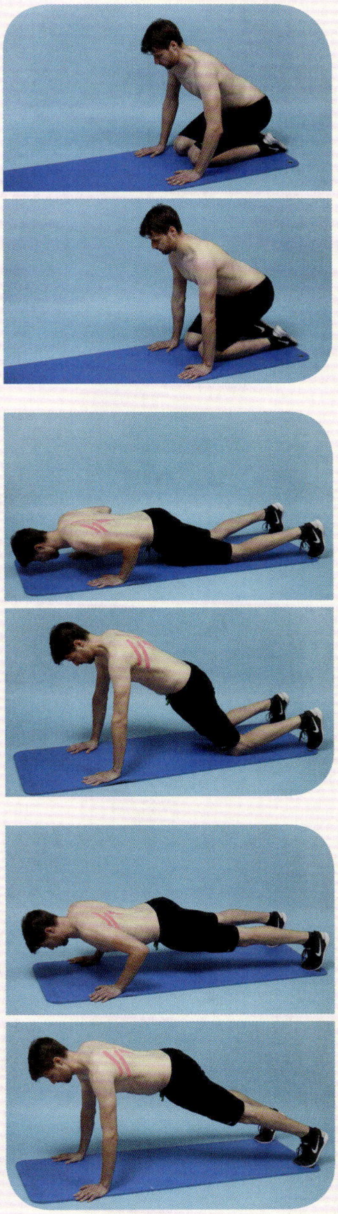

Entlastende (1 bis 3) und allgemeine Übungen bei Einklemmungen (Schulterimpingement) mit Theraband oder Gewichten

Übung 1

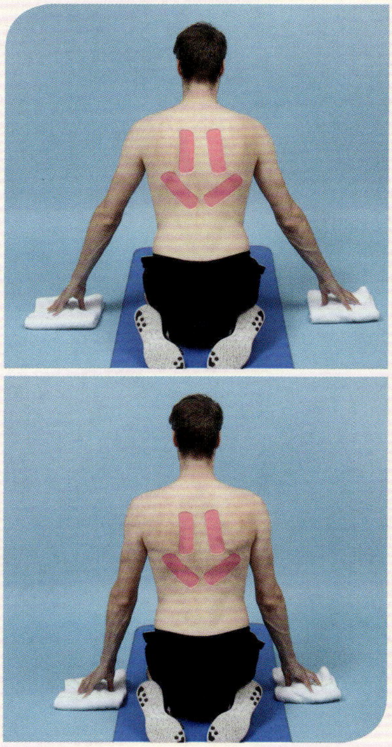

Innengleiter (Rückensmiley)

Ausgangsstellung: Kniend oder im Fersensitz auf einer Matte, beide Hände sind dabei seitlich auf Handtüchern abgestützt. Der Rumpf bleibt aufrecht, die Arme sind leicht abgespreizt.

Hände/Arme zum Körper und gleichzeitig etwas nach hinten ziehen, dabei die Schulterblätter am Rumpf nach innen/unten bewegen, als wolle man die Hände „in die Gesäßtaschen stecken".

Variante: Sitzend auf einer Bank, Liege, einem Sofa etc.

5 Serien zu 10 Wiederholungen.
Serienpause: 30 Sekunden.

Übung 2

Schultergelenkstreckung mit Theraband

Ausgangsstellung: Theraband wird über Kopf montiert. Aufrecht stehend, beide Hände halten je ein Ende des Therabandes.

Theraband mit gestreckten Armen nach hinten bzw. unten, hinter den Körper ziehen. Anschließend langsam wieder nach vorne oben bewegen, wenn möglich ohne Ausweichbewegung aus dem Schultergürtel.

5 Serien zu 15 Wiederholungen.
Serienpause: 30 Sekunden.

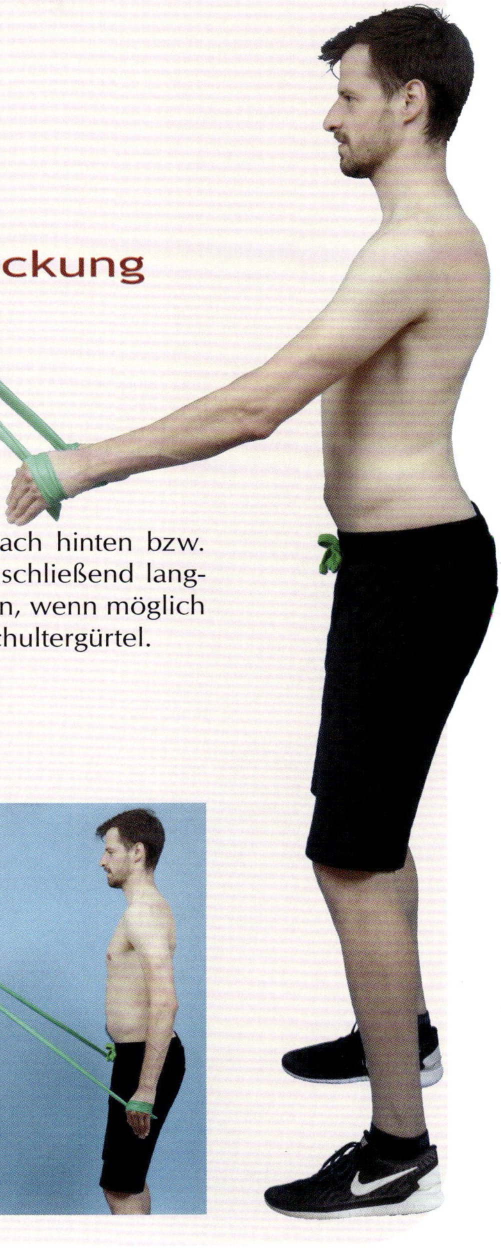

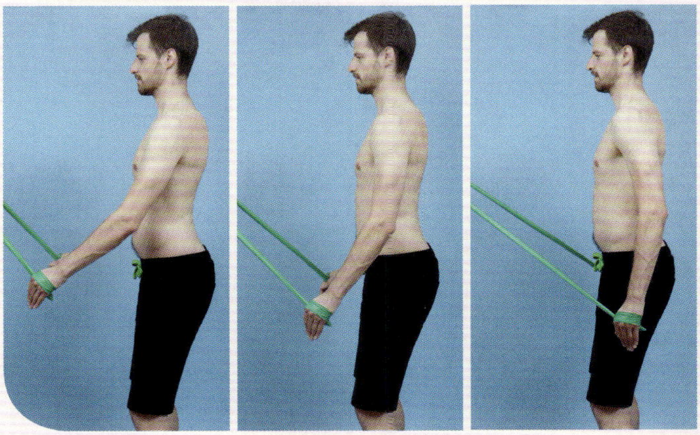

Übung 3

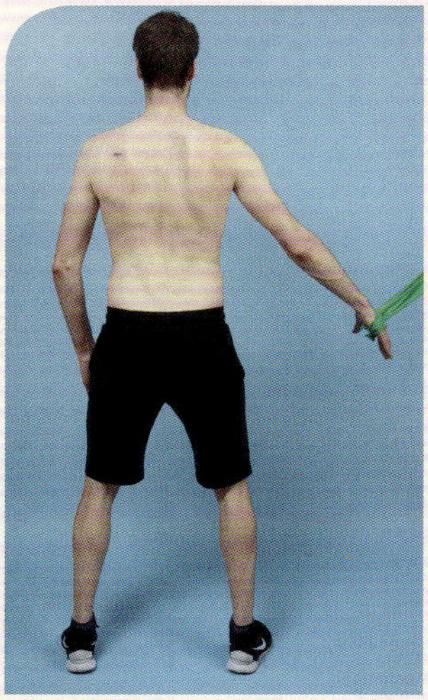

Theraband seitlich

Ausgangsstellung: Stehend in leichter Grätschstellung. Theraband ist über dem Kopf montiert.

Theraband mit gestrecktem Arm seitlich zum Körper ziehen, langsam wieder seitlich nach oben bewegen, möglichst ohne Ausweichbewegung aus dem Schultergürtel. Anschließend Armwechsel.

5 Serien zu 15 Wiederholungen.
Serienpause: 30 Sekunden.

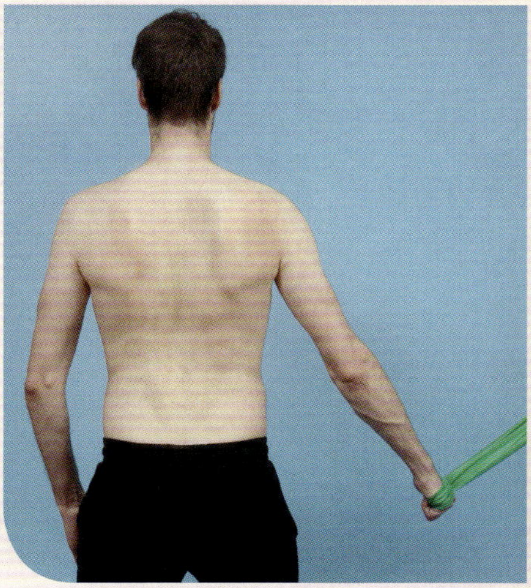

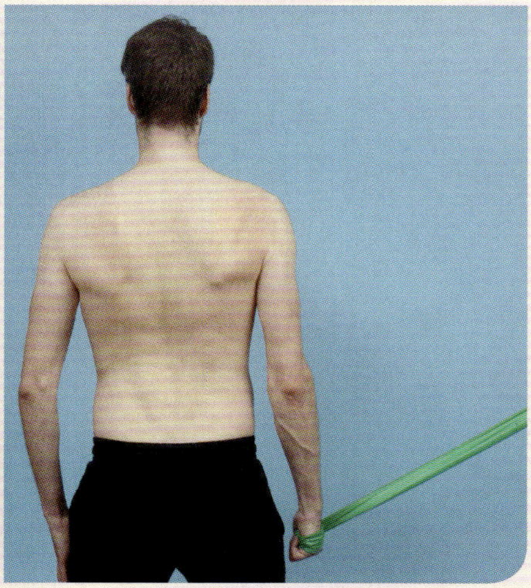

Übung 4

„Flasche füllen, Flasche leeren“

Bei dieser Übung ist auf absolute Schmerzfreiheit im Schultergelenk zu achten!

Ausgangsstellung: Aufrecht stehend in leichter Grätschstellung. Ein Arm wird seitlich weggespreizt. Schultern bleiben stabil.

Die Hand wird nach oben bzw. nach unten gedreht, wie beim Ausleeren oder Füllen einer Flasche.

Eventuell ein Zusatzgewicht verwenden (z.B. Hantel mit 0,5 bis 3 kg Gewicht).

Ziel: Hervorheben/Intensivierung der Aktivität des Supraspinatus (Muskel der Rotatorenmanschette). Zur besseren Stabilisierung des Schultergelenks. (Zentrierung des Kopfs in der Pfanne.)

3 bis 5 Durchgänge, 30 bis 45 Sekunden den Arm mit kleiner Bewegung in abgespreizter Position halten. Pause: 30 Sekunden.

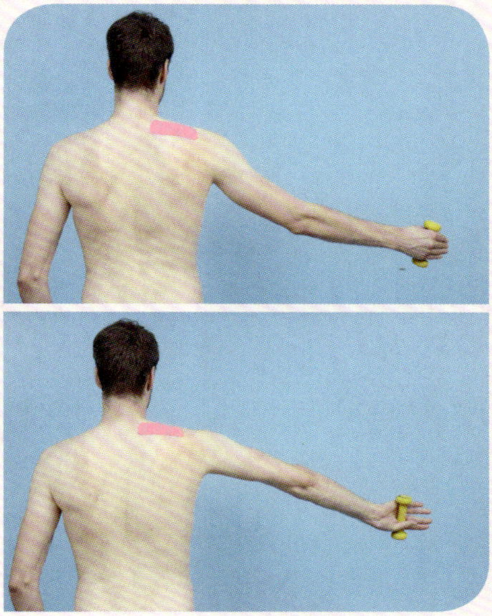

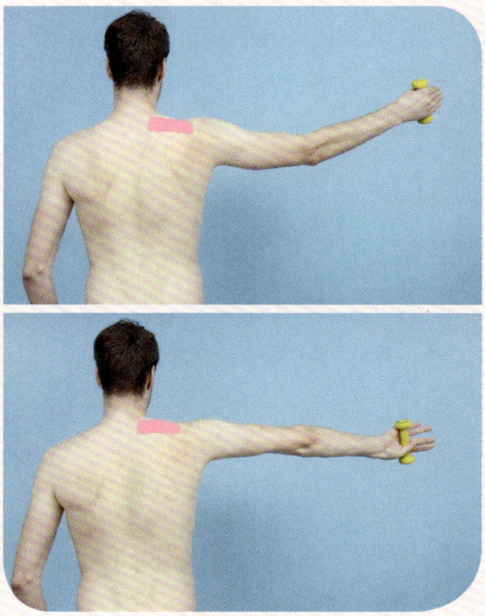

Übung 5

Außendreher mit Thera-band

(M. Infraspinatus)

Ausgangsstellung: Leichter Grätschstand, die Schultern stabilisiert. Die Oberarme am Körper. Das Theraband ist an einer Wand befestigt oder wird von einer anderen Person gehalten. Mit abgewinkeltem Unterarm wird das Theraband umfasst und angespannt.

Die Unterarme werden gegen den Widerstand des Therabandes nach außen bewegt.

5 Serien zu 15 Wiederholungen. Serienpause: 30 Sekunden.

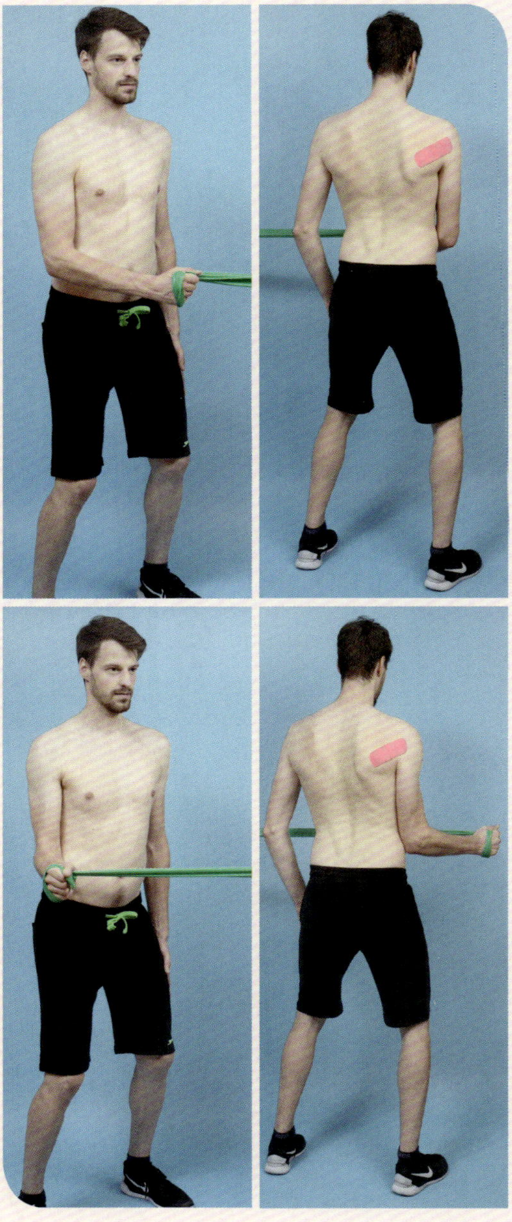

Übung 5a

Außendreher in Seitenlage

Ausgangsstellung: Seitenlage auf einer Matte (der unten liegende Arm wird hochgestreckt).

Der oben liegende Arm wird angewinkelt vor den Bauch gelegt und dann langsam in die Waagrechte gehoben. Nach Möglichkeit sollte eine Hantel verwendet werden (0,5 bis 3 kg Gewicht).

Die Übung ist auch stehend/sitzend mit Theraband, sogar im Unterarmstütz gegen den Theraband-Widerstand möglich. Im Stütz wird das Gelenk durch die Kompression zentriert.

Ziel ist die Intensivierung der Aktivität des Infraspinatus (Muskel der Rotatorenmanschette) und die Stabilisierung des Schultergelenks (Zentrierung des Kopfs in der Pfanne).

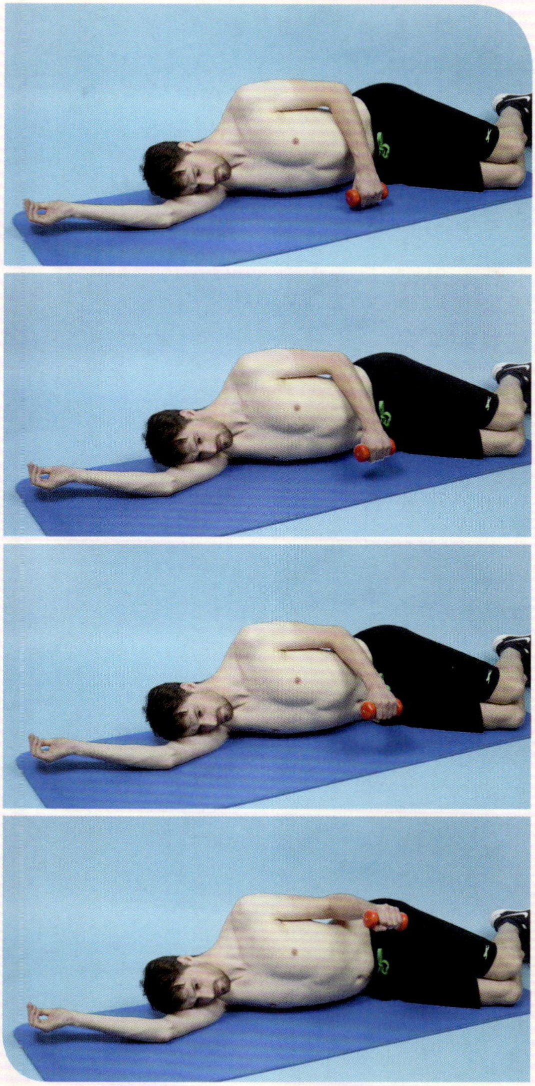

3 bis 5 Serien zu 15 Wiederholungen. Serienpause: 30 Sekunden.

Übung 6

(Subscapularis-)Innendreher abgestützt auf Hocker

Ausgangsstellung: Kniend mit leicht nach vorne geneigtem Rumpf. Der angewinkelte Unterarm wird auf einem Sessel oder Hocker aufgestützt. Das Theraband ist in Hüfthöhe seitlich (z.B. an einer Türklinke oder einem Tischbein) befestigt oder wird von einer anderen Person gehalten.

Zug gegen das Theraband nach innen. Eventuell auch im Stütz möglich.

Hervorheben/Intensivierung der Aktivität des Subscapularis (Muskel der Rotatorenmanschette).

Ziel: Stabilisierung des Schultergelenks (Zentrierung des Kopfs in der Pfanne).

3 bis 5 Serien zu 15 Wiederholungen. Serienpause: 30 Sekunden.

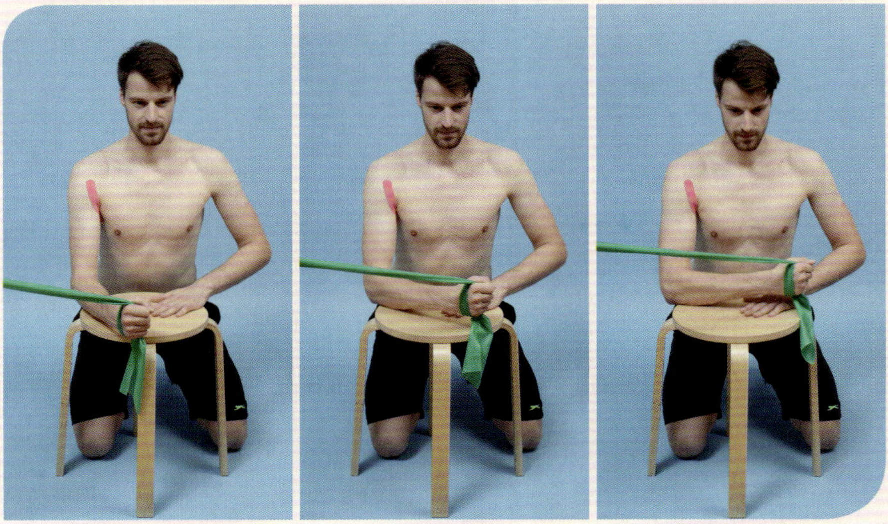

Übung 7

„Einarmiger Bandit" mit Theraband

Ausgangsstellung: Kniende Stellung mit dem Theraband von hinten über Kopf. Arm nach oben angewinkelt, dabei Ellbogen in Schulterhöhe.

Position halten, dann dynamische Bewegung nach vorn bis in Bauchhöhe. Die Übung ist auch in Rückenlage mit kleinem Gewicht möglich.

Hervorheben/Intensivierung der Aktivität des Subscapularis (Muskel der Rotatorenmanschette).

Ziel: Stabilisierung des Schultergelenks (Zentrierung des Kopfs in der Pfanne).

3 bis 5 Serien zu 15 Wiederholungen. Serienpause: 30 Sekunden.

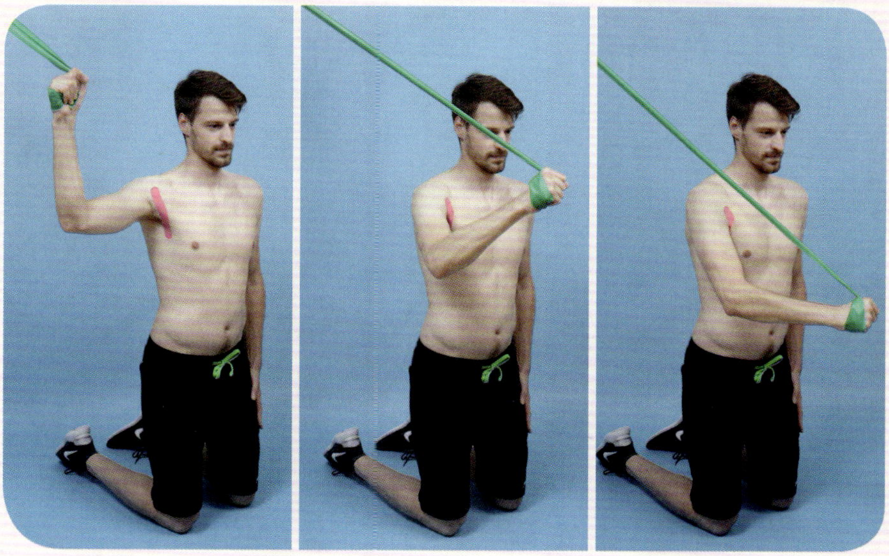

Übung 8

Frontheben mit Gewicht nach vorne und seitlich

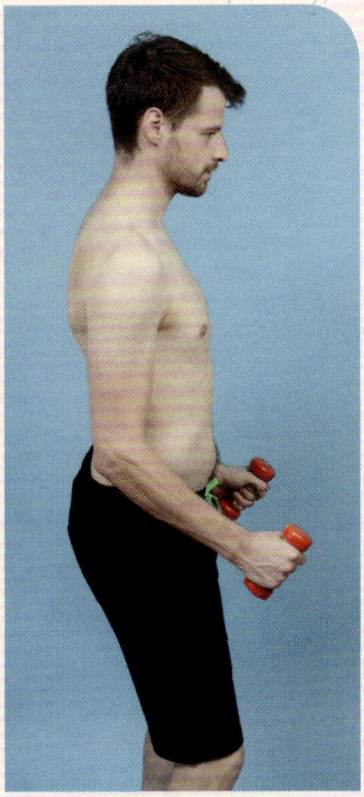

Ausgangsstellung: Stehend in leichter Grätschstellung, Gewichte in der Hand – oder Theraband im Türrahmen oder unter den Füßen.

Arme langsam nach vorn ausstrecken und dabei anheben, bis sie waagerecht sind. Darauf achten, dass der Handrücken von der seitlichen Position nach oben wechselt.

Die Bewegung ist sehr fordernd, daher auf absolute Schmerzfreiheit und Ausweichbewegung der Schulter/des Schultergürtels achten. Gegebenenfalls durch Ellbogenbeugung weniger Hebelarm/-last erzeugen.

Allgemeine Übung zur Kräftigung des vorderen bzw. seitlichen Deltamuskels und des Infraspinatus.

3 bis 5 Serien zu 15 Wiederholungen.
Serienpause: 30 Sekunden.

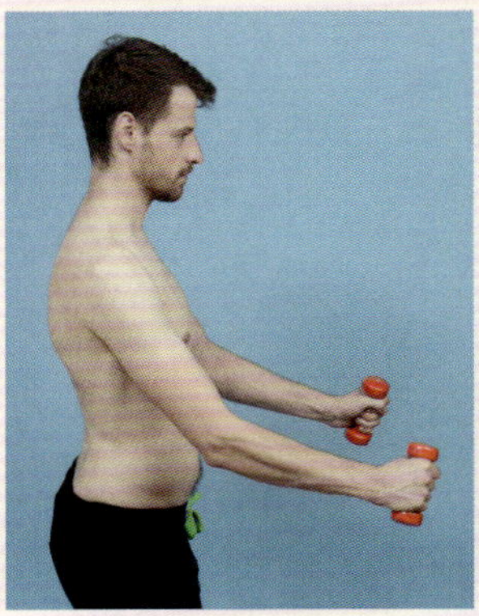

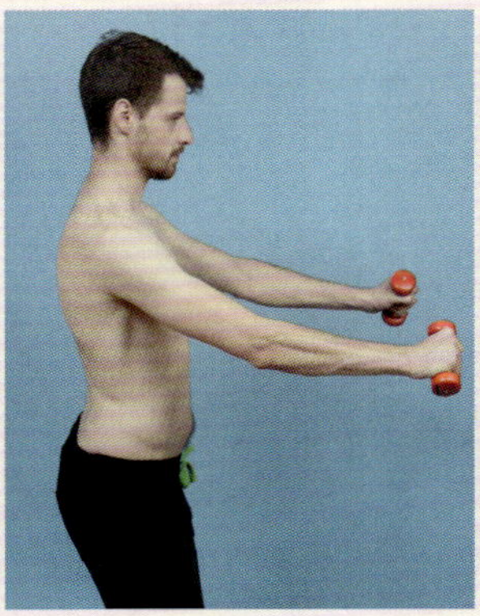

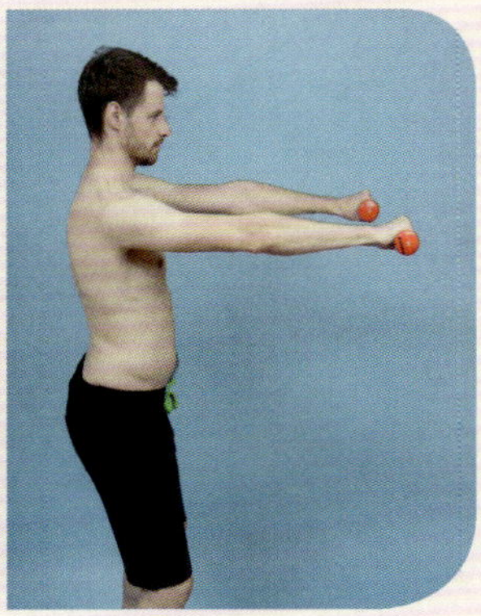

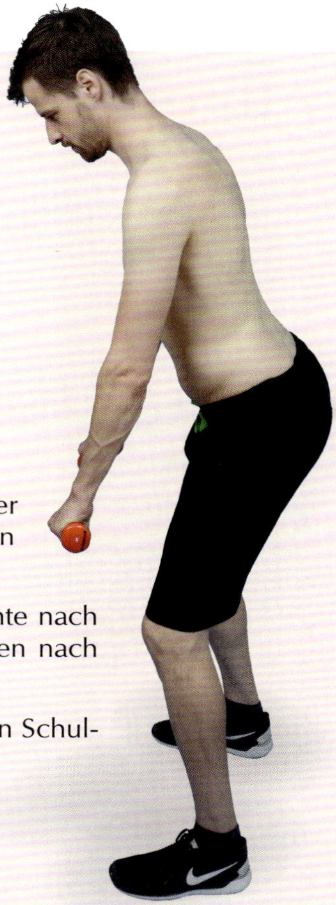

Übung 9

Rudern gegen die Schwerkraft

Ausgangsstellung: Leichte Grätschstellung, der Oberkörper ist nach vorne gebeugt. In beiden Händen befinden sich leichte Gewichte.

Handgelenke vor dem Körper halten. Gewichte nach oben in Richtung Kinn ziehen. Ellbogen gehen nach außen.

Ziel der Übung ist die Kräftigung des gesamten Schultergürtels und der Schultermuskulatur.

5 Serien zu 15 Wiederholungen.
Serienpause: 30 Sekunden.

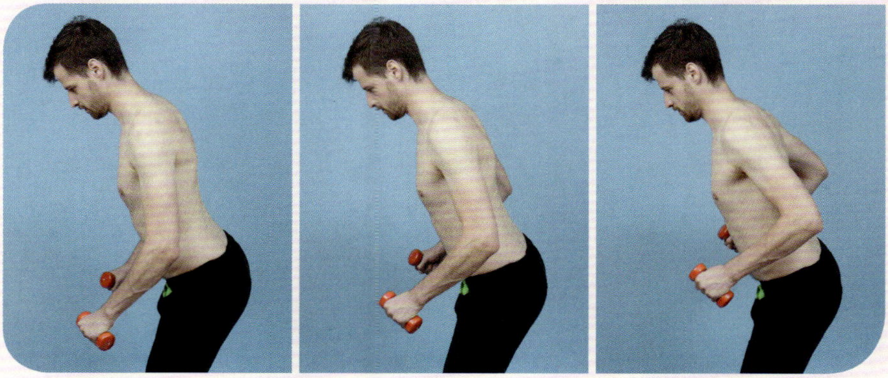

Allgemeine Übungen

Übung 1

Schulterheben mit Gewicht

Ausgangsstellung: Leichte Grätschstellung, Arme hängen seitlich am Körper, beschwert mit leichten Gewichten.

Die Schultern werden jetzt aus dem Schultergürtel am Körper nach oben leicht hinter die Ohren geführt.

Ziel der Übung ist das Training der oberen Schultermuskulatur sowie der Nackenmuskulatur.

5 Serien zu 15 Wiederholungen. Serienpause: 30 Sekunden.

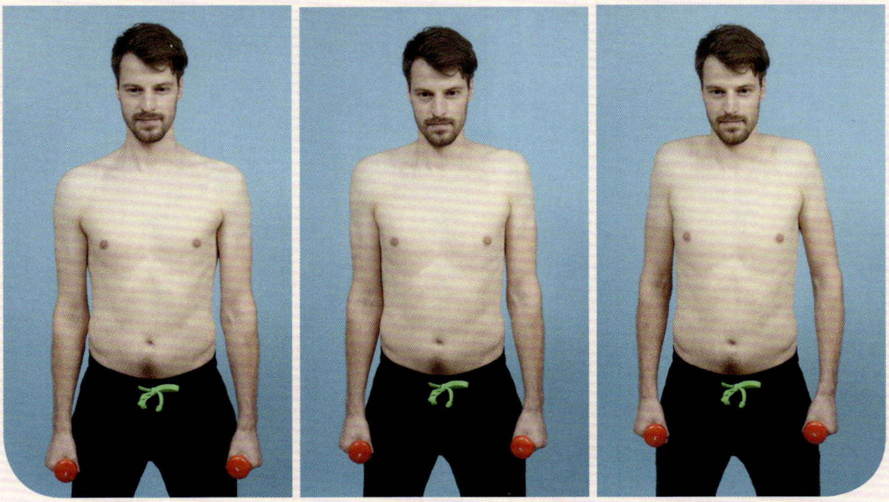

Übung 2

Bankdrücken mit Gewicht

Ausgangsstellung: Rückenlage auf einer Matte, die Beine leicht aufgestellt. Die Arme seitlich nach oben angewinkelt, leichte Gewichte in beiden Händen.

Von außen Hanteln über die Brust heben und dort zusammenführen.

Varianten: Bewegung mehr über dem Kopf, mehr über dem Nabel. Die Gewichte weit nach außen führen, enge Führung oberhalb des Rumpfes.

Ziel der Übung ist das Training der Brust- und hinteren Oberarmmuskulatur.

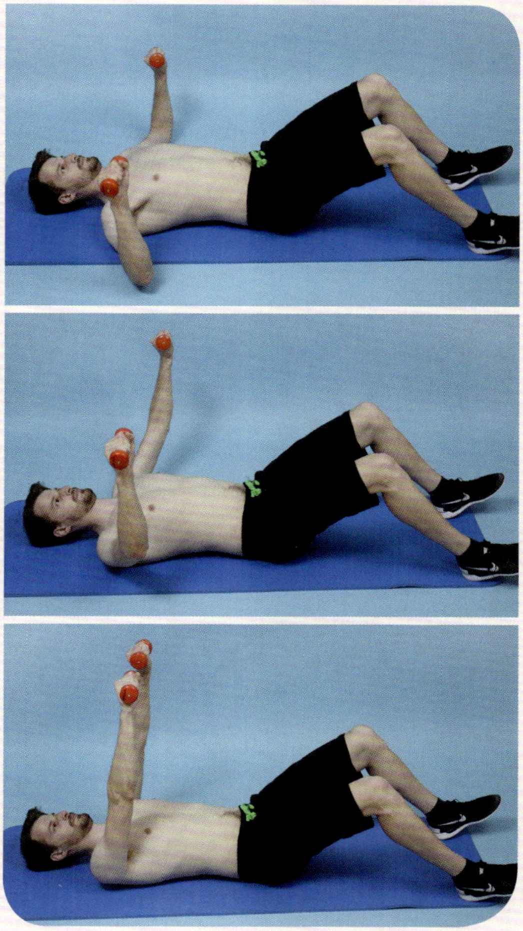

5 Serien zu 15 Wiederholungen. Serienpause: 30 Sekunden.

Übung 3

Trockenschwimmen/ „der Schwimmer“

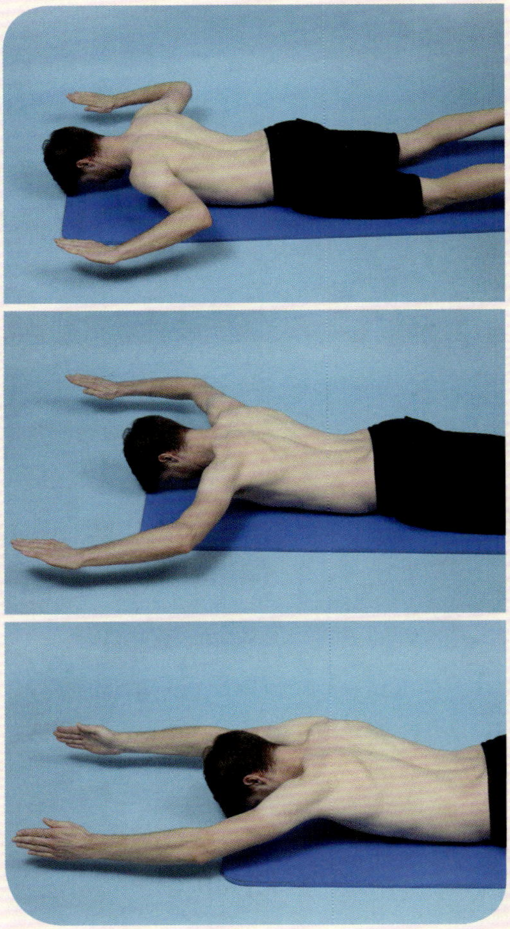

Ausgangsstellung: Bauchlage auf einer Matte. Die Arme sind angewinkelt seitlich vom Körper weggestreckt und werden vom Boden abgehoben. Die Füße sind aufgestellt.

Die Bewegung erfolgt kopfwärts wieder zum Körper in U-Form oder Y-Form.

Variation: Bewegung mit kleinem Gewicht (0,5 bis 2 kg).

Ziel der Übung ist das Training der Schulterblattfixatoren am Rumpf sowie der Rücken- und Nackenmuskulatur.

3 bis 5 Serien zu 10 Wiederholungen. Serienpause: 60 Sekunden.

Übung 4

„Schulterschieben“ mit Theraband

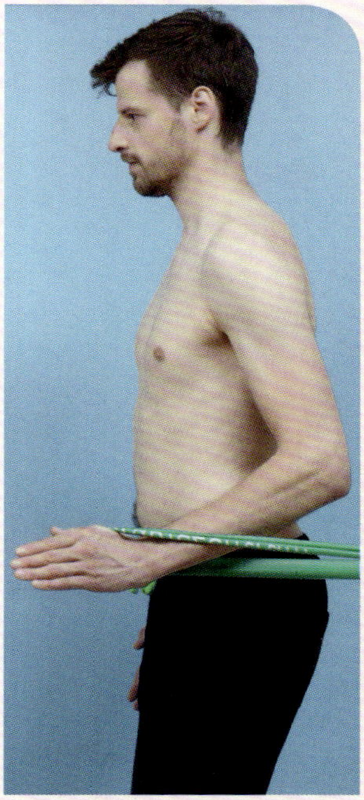

Ausgangsstellung: Stehend in leichter Grätschstellung, das Theraband wird in Hüfthöhe hinter dem Körper fixiert und als Schlaufe in eine Hand eingehängt.

Der angewinkelte Arm wird gegen den Widerstand des Therabandes nach vorne geschoben. Der Arm bleibt dabei in der horizontalen Stellung (parallel zum Boden). Dann wieder zurück in die Ausgangsstellung.

Allgemeine Übung zur Kräftigung der vorderen Schulter- und Brustmuskulatur sowie der Schultergelenkstabilisierer (Rotatorenmanschette).

5 Serien zu 15 Wiederholungen.
Serienpause: 30 Sekunden.

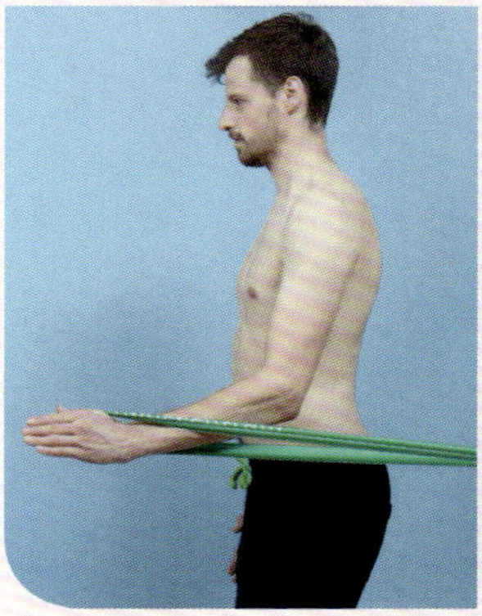
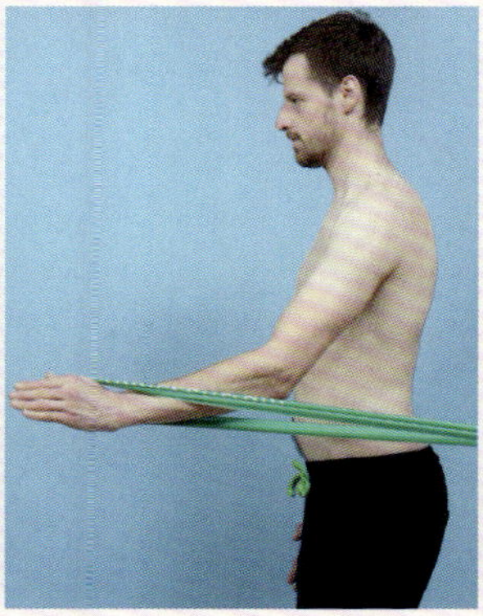
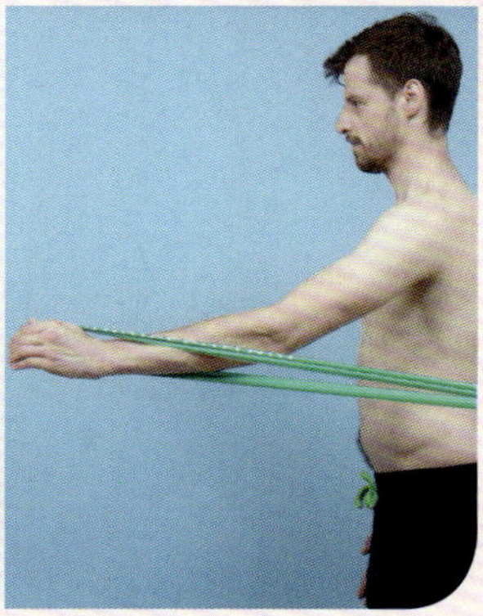

Übung 5

Überkopfheben mit Gewicht

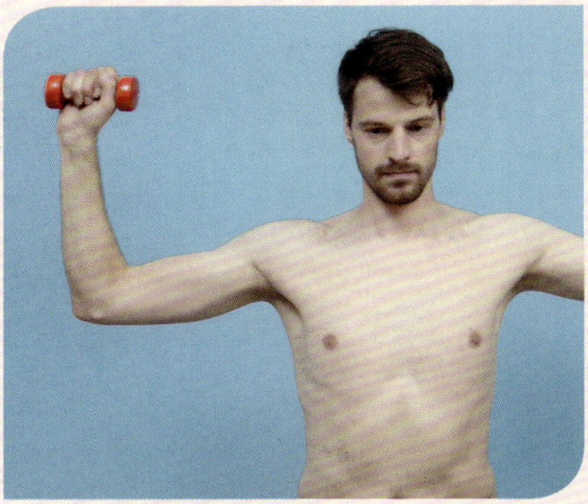

Ausgangsstellung: Sitzend auf einem Hocker. Die Arme sind angewinkelt – eventuell zusätzlich mit leichten Gewichten – seitlich abgespreizt.

Die Übung erfolgt durch Bewegungen senkrecht über den Kopf und Bewegungen aus dem Lot leicht nach vorne sowie Bewegungen aus dem Lot leicht nach hinten.

Ziel der Übung ist die Kräftigung der Schultermuskulatur für Überkopfbewegungen, mit wenig Gewicht beginnen und auf zu große Ausweichbewegung im Schultergürtel achten. Man muss schmerzfrei sein, wobei die Übung sitzend oder stehend ausgeführt werden kann.

3 bis 5 Serien zu 15 Wiederholungen. Serienpause: 30 Sekunden.

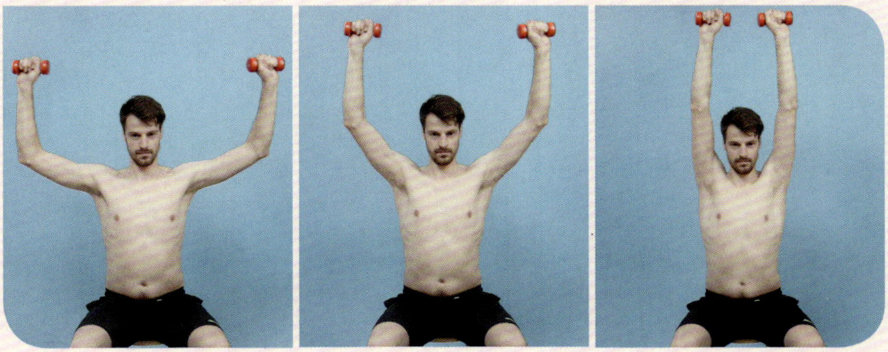

Dehnungsübungen

Übung 1

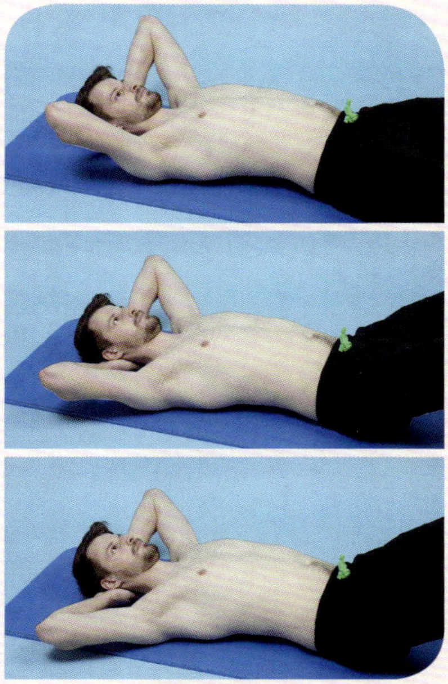

„Der Urlauber“

Ausgangsstellung: Rückenlage auf einer Matte, die Beine sind aufgestellt, die Hände hinter dem Kopf verschränkt, die Ellbogen zeigen nach oben.

Die Ellbogen werden langsam in Richtung Matte geführt.

Ziel der Übung ist die Dehnung der (vorderen) unteren Kapsel-Band-Strukturen. Ein Dehnungsgefühl in der Achsel darf auftreten, Schmerzen im Gelenk (Bereich des Schulterdachs) sollten nicht auftreten.

Variante: Dehnung im Kniestütz.

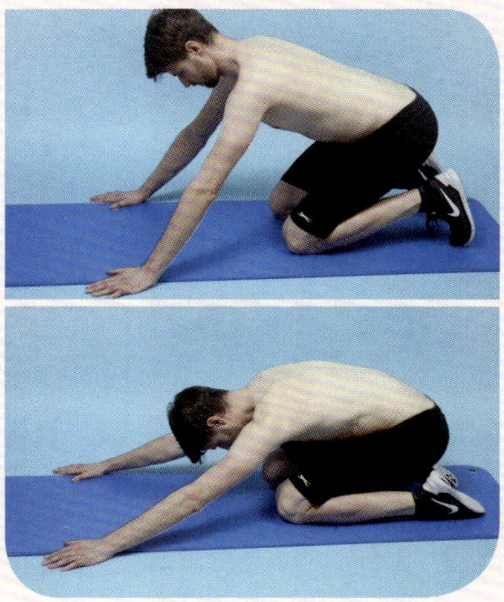

3 bis 5 Serien, 30 bis 60 Sekunden halten, dazwischen kurz in der Neutralposition des Schultergelenks (Arme abgelegt) auslockern.

Übung 2

„Schlafposition"

Ausgangslage: Seitenlage auf einer Matte, die Beine sind leicht angewinkelt, der untere Arm wird nach oben gestreckt. Der obere Arm wird vor dem Körper angewinkelt in Brusthöhe aufgestützt, die Hand ist zur Faust geballt.

Der obere Ellbogen wird nun in Richtung Kopf bewegt.

Ziel der Übung ist die Dehnung der hinteren/unteren Kapsel-Band-Strukturen. Dabei entsteht ein Dehnungsgefühl im hinteren Achselbereich.

3 bis 5 Serien, 30 bis 60 Sekunden halten, dazwischen kurz in der Neutralposition des Schultergelenks (Arm abgelegt) auslockern.

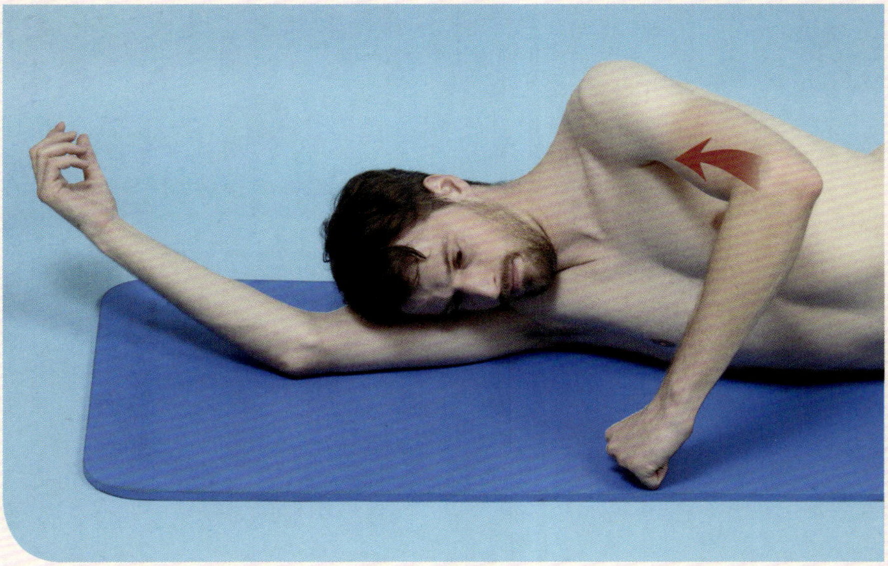

Die Autoren

Prim. Univ.-Doz. Dr. med. Klaus Engelke (links) ist ärztlicher Leiter des Klinikums Theresienhof in Frohnleiten. Nach dem Studium der Anglistik und Sportwissenschaft in Graz und der Medizin in Kiel und Graz war er wissenschaftlicher Mitarbeiter am Institut für Sportwissenschaften der Karl-Franzens-Universität in Graz. Ausbildung zum Facharzt für Orthopädie und orthopädische Chirurgie und Lehrbefugnis in diesem Fach als Universitäts-Dozent. Dr. Engelke war auch Teamarzt der österreichischen Nationalmannschaft im Fallschirmspringen.

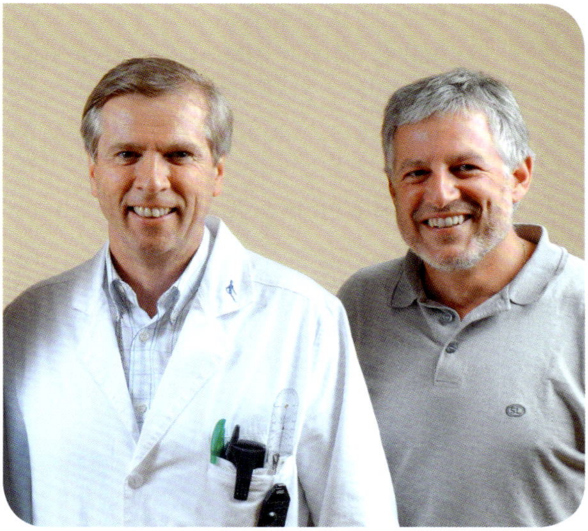

Mag. Michael Hlatky ist seit Jahren im Verlagswesen tätig und betreibt eine Verlagsagentur in Vasoldsberg bei Graz. Er ist Autor mehrerer Sachbücher über Bier, Bierbrauen und gesundheitliche Themen.

Gemeinsam haben die beiden Autoren bisher drei Bücher verfasst:

- Koordination beginnt im Kopf – Bewegung macht´s perfekt
- Gelenkersatz. Geschenkte Mobilität
- Gesund zu Fuß. Hallux, Fersensporn & Co.

Alle Titel sind im Verlagshaus der Ärzte erschienen und im Buchhandel oder direkt beim Verlag erhältlich (www.aerzteverlagshaus.at).

Literatur

Dorotka, Ronald: Gesunde Gelenke. 2. Auflage, Verlagshaus der Ärzte, Wien 2011

Engelke, Klaus; Hlatky, Michael: Koordination beginnt im Kopf – Bewegung macht´s perfekt. 2. Auflage, Verlagshaus der Ärzte, Wien, 2010

Engelke, Klaus; Hlatky, Michael; Stoiber, Maria: Gelenkersatz. Geschenkte Mobilität, Verlagshaus der Ärzte, Wien 2010

Haberhauer, Günther; Skoumal, Martin: Gelenküberbeweglichkeit. Verlagshaus der Ärzte, Wien 2006

Kollmann, Heinz G.: (Kreuz-)Schmerz lass nach! Verlagshaus der Ärzte, Wien 2016

Tilscher, Hans: Die Wirbelsäule der Frau. 2. Auflage, Verlagshaus der Ärzte, Wien 2007

Abbildungsnachweis

Alphamed Medizintechnik: 34, 35

Hahsler, Lisa: 32, 52

Hlatky, Michael: 36 unten

Leininger, Kurt Wolfgang: 20, 44, 53, 56–91

PhotoAlto: 26

Steinwender, Hannes: 55

Theresienhof Frohnleiten : 12 unten, 16, 19, 22, 23 oben, 39

Verlagshaus der Ärzte, Archiv: 28

www.fotolia.com: 10 (bilderzwerg), 17 (pololia), 23 unten (bilderzwerg), 25 (Alexander Raths), 38 (bilderzwerg), 45 unten (vit_kitamin)

www.pixabay.com/de: 9 (Ryan McGuire), 12 oben (kejj44), 21 (scottH23), 24 (olichel), 27 (edusoft), 29 (brenkee), 30 oben (Hans), 30 unten (jarmoluk), 31 (dimitrisvetsikas1969), 36 oben (counselling), 43 (skeeze), 45 oben (Ben Kerckx), 46 (Violetta), 47 (mizianitka), 48 (stevepb), 50 (aumod), 51 (stevepb), 54 (ozkay)

www.pixelio.de: 4 (Konstantin Gastmann), 37 (Katharina Wieland Müller), 49 (Thomas Siepmann)

www.wikipedia.org: 13 (Henry Gray: Anatomy of the Human Body, 1918), 14 (BodyParts 3D made by DBCLS), 15 (LadyofHats), 40 (MB), 41 (Hellerhoff), 42 (Lengerke)